女性医師の
意欲とキャリアと
リーダーシップ

自分自身を乗り越えると、もっと楽しい

大阪市立総合医療センター
小児集中治療部

赤嶺 陽子

MC メディカ出版

推薦のことば

　私と赤嶺先生は同じ小児科医であるが、ほんの数年前までお互い全く面識はなかった。彼女は「救急医療現場のリーダーシップとフォロワーシップについて研究をしたい」と全国の大学院を調べた上で、私に相談をもちかけてくれた。とても意欲と行動力のある方だなと感心し、重要な研究テーマでもあったので、社会人大学院生として研究をスタートしてもらった。この出版話を耳にした時、いつの間に書き上げたのだろうと驚いた。と同時に、大学院で進めている彼女の研究は「医療界で女性医師が才能とリーダーシップを発揮するにはどうしたらよいか？」という本書の壮大なテーマの１ピースに過ぎないのだな、と腑に落ちた。

　赤嶺先生の心に秘めた強い「意志」、それを１冊の本にまとめ上げた「才能」、そして何よりも本書を世に問おうとした「覚悟」に心から敬意を表したい。普段の彼女はシャイな一面をのぞかせる人間的魅力に溢れた方だが、きっと目に見えない「心の翼」を持っておられるのだと思う。彼女と同じように「心の翼」を持った数多くの女性医師が、埋もれることなく羽ばたける環境を整えることが医療界の課題なのだ、と強く再認識した。

　失礼な言い方かもしれないが、赤嶺先生はいわゆる功成り名遂げたスーパーレディではなく、成長途上の人だ。だからこそ説得力があるのだ。「あの人の真似はできない」ではなく、「私もできるかもしれない」と思わせてくれるのだ。時に舌鋒鋭い文章は彼女のピュアな心のなせるわざだ。でも、これほど素直に真摯に我々に語りかけてくれた人がいただろうか。女性医師が読むだけではもったいない。すべての女性にも、もちろん男性医師や各界の男性リーダーにも是非読んでもらいたい。「ポスト団塊世代」で「医学部教授集団」の一人である私が推薦文を書くことで、少しでも多くの男性にも読んでもらえれば、幾分かは役割を果たせたと思う。

　私たちの大学院生である赤嶺先生と浅川先生の手によって出版されたことを誇りに思い、本書が医療界と日本社会に一石を投じることを期待して推薦の言葉とする。

2020 年 2 月

岐阜大学大学院 医学系研究科 医学教育学分野 教授

日本医学教育学会 理事長

鈴木康之

はじめに

　医師向けの本がない。

　仕事好きの女性に関する本は多いが、それでも「リーダーシップ」というテーマについては、検索しても少ない。さらに、医師向けとなると皆無である。
　自分が医師という仕事を続けていくうえで、考え方や姿勢、態度の基軸となる理論的構築がなされないまま、17年が過ぎ去ろうとしていた。

　本書の題名、「女性医師の意欲とキャリアとリーダーシップ」
　今まで語られてこなかったのか？

　17年間、私は悩んだ。そして迷走し続けてきた。ロールモデルが身近にいなかった。手の届かない遠くに、星のように輝いて見える「なりたい像」があるのかもしれない。それを追い求めて、もがき、答えが欲しくて、あちらこちらへ彷徨い、今もまだ旅の途中である。

　最も私に影響を与えたのは、2014年から研究員として留学したハワイ大学医学部での、Office of Medical Education のフェローシップであった。「医学教育学」の恩師、Dr. Richard Kasuya が開発した医師のためのリーダーシップ教育が、私の価値観を劇的に変えた。リーダーシップについて学びを深めていくことで、知的欲求が満たされていく快感を得た。さらに、Women Leadership という分野があることを知った。私が欲しかった答えが、そこにあると確信した。
　医療とジェンダー・バイアスに関する研究は少ないものの、ある程度のエビデンスが存在することが分かった。「この知識は共有すべきだ」と思ってはいたが、ネガティブ心理全開で、私は迷っていた。それは、「発言することそのものが、女性のキャリアにとってリスクになる」ことが証明され

ていると知ってしまったからである。

　なるほど、だから今までこの手の本がなかったわけだ。

　2018 年、東京医科大学をはじめとする複数の医学部入試における、女子受験生と浪人生に対する減点が大きな社会問題となった。しかし、当の医師社会からは何の声も上がらなかった。2019 年 4 月、東京大学入学式の上野千鶴子氏のスピーチが、私の迷いを払拭した。医学分野ではなく社会学分野から、疑問を投げかけ続ける人はいるのだ。

　医学分野にいるのに足がすくんで動けない自分を恥じ、勇気を持とうと思った。
　私は、医師という「生き物」をよく知っている。医師は、感情論には懐疑的だが、患者の診療において、感情を重視する。彼らは医学研究によるエビデンスを重んじ、個々の患者に合わせて活用する。そこで、社会学、経営学、心理学、教育学からのエビデンスを拝借しつつ、数少ない「医師を対象にした」研究からのエビデンスも吟味して、執筆しようと決意した。

　協力者が必要だ。

　私は、自身が大学院生として所属する、岐阜大学医学教育開発研究センターの大学院生で、総合内科医師の浅川麻里先生に協力を依頼し、コラムをいくつか執筆してもらった。当時、浅川先生は出産を目前に控えていた。そして私は、「もしかしたら、困難な仕事をお願いする絶妙なタイミングかもしれない」と直感で思った。育児期間こそ専門職としてのアイデンティティーの維持が必要であることを、経験からも理論的にも知っていたからだ。情熱と知識量からも、「浅川先生しかいない」と確信していた。

　夫の麻酔科医師、赤嶺智教からの絶え間ないエールに、毎日背中を 1 ミリずつ押され、出版まで前進し続けることができた。学生時代からいつも、

彼は私の最高の応援団長である。

　私の個人的な思いも、書き上げるうえで欠かせない原動力になった。

　私には夢がある。

　すべての女性医師・医学生が、公平に評価・採用され、臨床・研究経験を積み、活躍することができる世の中になりますように。
　女性であること、結婚、育児が、「足かせ」と捉えられなくなる世の中になりますように。
　「足かせ」が消滅して、自由に翼を広げて飛んでいける世の中になりますように。
　私たちの翼を折る人なんて、一人もいない世の中になりますように。

　2020 年 2 月

赤嶺陽子

Contents

第2章　「結婚・パートナー・子育て」で自分自身を乗り越える

第**3**章　翼の赴くままに：Be Yourself

序　章

キャリアを継続する選択をする　「意欲」：
「意欲」は大事な　「翼」

なぜ今「女性医師とリーダーシップ」なのか？
私だって活躍したい！

女性医師はどれぐらいいる？

　日本の女性医師の数は増えつつある。平成28年（2016年）の時点で全医師数に占める女性医師の割合は21.1％であり、29歳以下の医師数に占める女性医師の割合は34.6％になる（**図1**）[1]。一方で、60歳以上の医師数に占める女性医師の割合は約10％で、若い世代で女性医師が増えていることがわかる（**図2**）。医学部入学者・国家試験合格者に占める女性の割合は約3分の1であり、近い将来3人に1人は女性医師になる[2,3]。

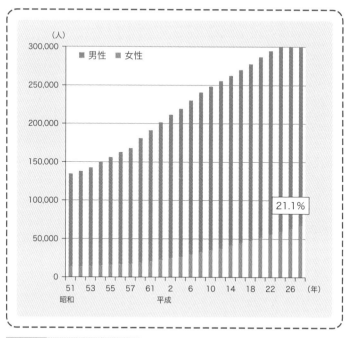

　図1　女性医師数の推移

［厚生労働省「平成28年（2016年）医師・歯科医師・薬剤師調査の概況」より］

　また、経済協力開発機構（OECD）加盟国の女性医師の割合を見ると、日本はOECD単純平均48.5％をはるかに下回る（**図3**）。各国の女性医師の割合を例に挙げると、アメリカ36.1％、イギリス48.6％、ドイツ46.4％、フランス45.3％、という結果である[4]。先進国における女性医師の割合は、わが国よりもはるかに高い。人口1,000人当たりの臨床医師数比較では、日本2.4人、アメリカ2.6人、イギリス2.8人、ドイツ4.3人、フランス3.2人と、女性医師の割合が高い国は、人口当たりの医師数が多いのだ（**図4**）[4]。さらに、病床100床当たりの臨床医師数比較では、日本18.3人、アメリカ92.8人、イギリス112人、ドイツ53.7人、フランス53.3人と大きな差がある（**図5**）[4]。やはり日本は病院機能が集約化されていないために医師が分散し、分散するがゆえに医師の誰もが過労な状態に陥っているのがわかる。医師のライフ・ワークバランスを整え、過労を防ぎ、メンタルヘルスを改善するためには、病院機能の集約化と人口当たりの医師数を増やすことが必要である。

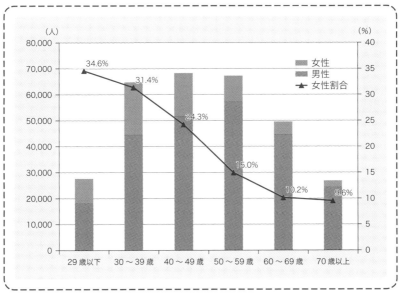

図2　年代別女性医師数とその割合（医療施設に従事する医師）

［厚生労働省「平成28年（2016年）医師・歯科医師・薬剤師調査の概況」より］

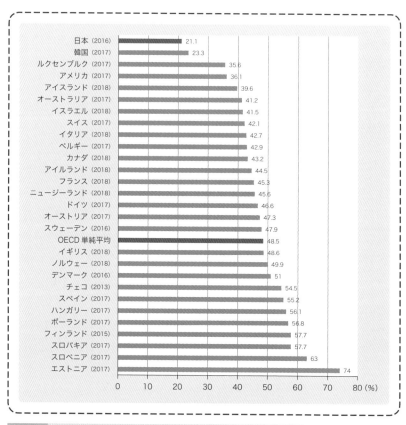

日本 (2016)	21.1
韓国 (2017)	23.3
ルクセンブルク (2017)	35.6
アメリカ (2017)	36.1
アイスランド (2018)	39.6
オーストラリア (2017)	41.2
イスラエル (2018)	41.5
スイス (2017)	42.1
イタリア (2018)	42.7
ベルギー (2017)	42.9
カナダ (2018)	43.2
アイルランド (2018)	44.5
フランス (2018)	45.3
ニュージーランド (2018)	45.6
ドイツ (2017)	46.6
オーストリア (2017)	47.3
スウェーデン (2016)	47.9
OECD 単純平均	48.5
イギリス (2018)	48.6
ノルウェー (2018)	49.9
デンマーク (2016)	51
チェコ (2013)	54.5
スペイン (2017)	55.2
ハンガリー (2017)	56.1
ポーランド (2017)	56.8
フィンランド (2015)	57.7
スロバキア (2017)	57.7
スロベニア (2017)	63
エストニア (2017)	74

図3　経済協力開発機構（OECD）加盟国の女性医師の割合

注：OECD 単純平均は、各国の女性医師の割合を国間で平均をとったもの
［OECD. OECD Health Statistics 2019: Frequently Requested Data より作成］

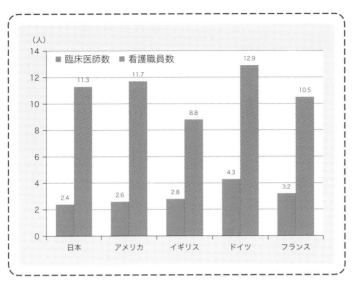

図4　人口1,000人当たりの臨床医師数、看護職員数の国際比較

［OECD. OECD Health Statistics 2019: Frequently Requested Data より作成］

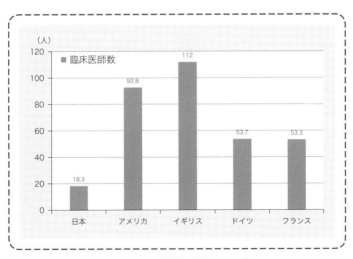

図5　病床100床当たりの臨床医師数の国際比較

［OECD. OECD Health Statistics 2019: Frequently Requested Data より作成］

女性医師が増えると、何が起こるのか？

　日本の医師社会は、歴史的に男性社会である。世界各国と比較すると、医師数の半数が女性医師になることは不自然ではなく、むしろ現状の男女比のほうが不自然である。にもかかわらず、たかだか35％程度が女性医師になることで、漠然とした不安がわれわれ医師社会の中で広がりつつあるのはなぜだろうか？

　女性医師が増えることで漠然とした不安を感じるとすれば、以下のような理由が挙げられるであろう。

- 責任を持って働く医師が減る。
- 当直できる医師が減る。
- 男性だけに責任ある仕事が割り当てられる。
- 医療の崩壊

　このような不安に対する対策として、前述した国家レベルでの病院の機能別集約化、多様な雇用形態の推進・容認、医師数の増加、偏在の適正化などの方策が必要であることは間違いない。

　2018年、医学部入試における女子受験生に対する減点が発覚し大きな問題となった。この事件は、医師社会全体に「女性医師が増えると困る」という固定観念が浸透していることを象徴している。長年にわたり、複数大学の医学部において多発したのを見てもわかるように、私たち医師の世界においては「女性医師はお荷物」だという固定観念があり、この「固定観念」に対する方策は全く取られてこなかった。それどころか、多くの医師はこの事件に対して、静観・傍観という安全域に逃げ込んだ。議論することすら避けてしまったのである。

女性医師が増えると、誰が困るのか？

2016 年 JAMA 誌に、主治医の性別が、患者の院内死亡率と退院後早期の再入院率に及ぼす影響についての研究が発表された。結果、女性医師の診療を受けた患者のほうが、死亡率、再入院率とも有意に低かった[5]。

この研究結果から、女性医師のほうが丁寧に患者を診療している可能性が示唆され、女性医師が増えることは、国民にとってはメリットが大きいということになる。

女性医師が増えると、男性医師が困るのか？

男性医師だけに労働負担が増えるから困る、という主張がある。確かに、女性は出産のときに一時休業する。生物として当然のことである。生物学的に女性にしかできないことは、出産と母乳を与えることだけだ。乳児期後期以降の育児中に、女性医師が休暇を取り続け、離職しないといけないのは、そのパートナーである男性（女性医師のパートナーは 7 割以上が医師）が育児休暇を取得しないからである。つまり、欠員補充という負担は、実は育児休暇を取るべき男性の働きを負担していると考えることもできる。

その欠員を補填するためには、雇用形態の多様性、人員プールとして全体医師数の確保、効率よく働く集約化、他職種へのタスクシフトなどといった、国家レベルでの対策が不可欠であろう。

後述するが「M 字カーブ」として知られるように、女性医師もいったん離職はするが、M 字カーブの底は一般女性と比較して 10％ほど高いレベルを保っている。そしていずれ復職し、生涯をかけての就業率は男性と同じ（75 歳で 50％）である。このときに必要なのは、安定した雇用である。子育て中の女性医師は、ほぼ 100％と言ってよいほど「非常勤」という不安定な雇用形態で採用される。このような低い処遇を改善し、やりがいのある役割を与えなければ、早期復職を促進することはできない。病院に、安定した収入が保証され、やりがいのある雇用が確保されないの

なら、開業を選択する女性医師が増える。自ら雇用を創り出す者となる道を選択するのだ。病院の人員が足りないというならば、病院に安定した雇用を創り出すことが先決だ。男性と同等の安定した雇用・処遇、やりがいのある仕事がなければ女性医師は戻って来たくても戻って来れない。

▊ 女性医師が増えると、責任を持って働く医師が減るのか？

　責任を持って仕事をする人が減る、という主張には根拠がない。女性医師の割合が約半数の欧米先進国の医療技術レベルが、日本に比べて劣っているということはないからである。

　もちろん、女性医師にもさまざまな人間がいる。同じく、男性医師にもさまざまな人間がいる。責任感の強い人もいれば、希薄な人もいるだろう。責任を持って仕事をするかどうかは、性別にはよらない。既婚・非婚も関係ない。医師個人の資質によるところが大きく、かつそれまで受けてきた医学教育の質にもよる、ということは、医師として働いたことのある人間であれば、わかるはずである。事実、先の研究結果のように、患者の死亡率は女性医師が主治医のほうが低く[5]、責任ある仕事を女性がしないという主張は根拠に欠ける。

「本物の働き方改革」を目指せ！

　今、私たちがやらなければならないのは、足の引っ張り合いではない。

　私たちがやらなければならないことは、医師全員で労働負担を分かち合い、男女ともに責任のある仕事を担い、各分野のリーダーとして活躍し、心身ともに健康で医師自身のライフ・ワークバランスも重視した生活を送れる安定した雇用と多様な働き方を創り出すこと、かつ社会に医療崩壊を起こさせないことである。そして患者・国民が安心して質の高い医療が受けられる、Win-Win の社会を築くことである。

男女役割の固定観念は医師社会の足かせ

本書では特に女性医師の「意欲」について考えていきたい。

行政が行うべき対策、安定した雇用の創出や医局制度の問題点、各病院が行うべきマネジメントについてはあまり取り上げない。これらの内容が、非常に重要だということは認識している。しかしながら、もう一つ、数十年来改善を見ていない重要な課題がある。

もう一つの重要な課題とは、男女役割の固定観念が、われわれ医師社会にとって、いまだに大きな「足かせ」になっていることである。男女ともにワーク・ライフバランスを取って家庭内労働は分担するということが、「常識」化してきたような錯覚があるが、まだ根強く固定観念が残っていると痛感させられることも多く、「何十年前の話だ？」と感じるようなことがまだ現実に存在する。この課題に関して、医師一人ひとりが個人としてどのように向き合い、これからの医師社会の文化を作っていくのか、を論じたい。

変革への近道は個人の意識を変えること

数十年来続く、男女役割の固定観念（ジェンダー・ステレオタイプ）が医師社会に与えている影響について学ぶことは、個人的に努力できることだ。そして、個人個人の意識が変わることが、意外と大きな変革への近道かもしれない。

ジェンダー・ギャップ、女性医師の意欲とリーダーシップについて、知識をアップデートしてみよう。独断と偏見ではなく、可能な範囲で学術的な視点を持って掘り下げたい。そして、男性であれ女性であれ、本書を読んだ読者の明日からのアクションに少しでも変化が訪れることを祈っている。

ジェンダー・ステレオタイプとは？
「男は男らしく、女は女らしく」すべき、という考え方

固定観念から外れると非難の対象になる

　ジェンダーは社会的・心理的性別であり、生物学的性別とは異なる。ステレオタイプは、多くの人に浸透している認識、固定観念、先入観、思い込み、という意味を持つ。これらを踏まえて、ジェンダー・ステレオタイプとは社会的性別に対する固定観念や思い込み、といった意味になる。簡単に言うと、「男は男らしく、女は女らしく」という社会的に浸透している固定観念のことである。つまり、「男はビシッとしてないと」「女は出過ぎてはいけない」などといった考え方である。

　一般的に、社会的に浸透している固定観念から外れた言動は、否定・非難・攻撃の対象になる。ジェンダーについても同様である。つまり、「男のくせにナヨナヨして」「女のくせに出しゃばって」などの非難である。通常の反応であるから仕方ないという考え方もあるが、この社会的に浸透している固定観念というものは時代や文化によって変化する。

　われわれの社会では、先に述べたように女性医師の数が諸外国ほどではないにせよ増えている。このような時代の流れとともに、医師のジェンダー・ステレオタイプは変化の時期を迎えてしかるべきだが、まだまだ変化しているとは言えないことがわかる調査がある。

女性医師の意欲が急激に低下する原因

　平成 28 年度厚生労働省女性医師キャリア支援モデル普及推進事業の一つである久留米大学病院で働く子育て中の女性医師 20 名を対象にした調査を紹介する[2]。

　20 代に始まる研修医期間から専門医取得までは、意欲・向上心、つま

り「やる気」は右肩上がりに上昇し、30代に入ると急激に低下した。その後は低レベルが持続し、40代にかけて上昇と下降を繰り返していた。

　そして「意欲」が急激に低下する理由は、「出産」であった。

　"普通"に考えれば、子どもができたら「頑張らないと」という気になり、「意欲」は向上するであろう。男性医師はこのように考えることが多い。しかし、女性医師では逆に「意欲」が低下するのはなぜか？

　医師に限ったことではないが、「出産」を契機に多くの女性は「人生が、ガラリと変わった」経験をするという。これは、多大な「育児労働」が、すべて自分の役割になっているということに、否が応でも気づかされるからである。そして特に女性医師においては、「子どもができた＝私のキャリアは終わった」と考えてしまいがちである。この背景には、前述したように「育児労働は母親の仕事」という固定観念があることが一つの原因であり、キャリアを保ちつつ子どもを持つ「ロールモデルとなる女性医師」が極めて少ないことや、医師特有の「完璧主義」なども原因であると言える。

不本意な「妥協」と「甘えている」という非難

　つまり、「私のキャリアは終わった」というのは、「仕事に100％打ち込めなくなる」「完璧にこなすことができなくなる」という意味である。研修医だった20代に、頭も体も、時間も100％注ぎ込んで充実した研修生活を送ってきた彼女らには、「妥協」は屈辱なのである。

　出産で意欲が低下したところで、追い打ちをかけるように、出産に続く育児、家庭内労働での孤立、それに加えて職場における育児中の低い処遇、やりがいのない仕事、当直をしないことに対するやっかみ、「甘えている」と言われ、認めてもらえないことなどが重なり、さらに「意欲」を失うことが、この久留米大学の調査結果である[2]。

　「甘えている」という非難が起こる理由は、まさに先に述べたジェンダー・

ステレオタイプのせいである。「家庭内労働は女性の役割」「育児は女性の役割」、または「医師は家庭を犠牲にして100％全力疾走で働くべきである」というような、ステレオタイプがしっかりと定着していることが、この調査で明らかになったということだ。しかし、それは固定観念であって真実ではない、ということは現代に生きる人間は既に気づいているはずだ。

ステレオタイプは根が深い

　厚生労働省の「女性医師キャリア支援事業」に対して予算が付き、議論を巻き起こすことは歓迎されることだが、ジェンダー・ステレオタイプは根深い。そもそも、この支援事業のスローガン自体に、「女性医師がキャリアと家庭を両立していくために」と書かれている。女性と限定せず、「男性医師もキャリアと家庭を両立していくため」の努力をすればよいのだ。しかし、なぜか女性医師だけが、両立という努力を強いられる。このように、ステレオタイプは非常に根深く、私たちの頭にも心にも居座っており、自分で気づくことすら難しい。上げ足を取るような議論が絶えないため、頭も心も疲れてしまい、「もう考えたくない」と悲鳴を上げる医師が男女ともに大多数いるのはわかるが、ちょっと我慢して、思考停止をせずにこのまま議論していきたい。

ジェンダー・ステレオタイプのせいで、女性医師が「意欲」を失う これは、重大な問題だ！

「やる気ドレナージ」される女性医師たち

　家庭内労働は、生物学的女性でなくても可能である。しかし、ジェンダー・ステレオタイプ、つまり社会全体の思い込みのせいで、一般的に女性の役割として認識され、女性だけが「キャリアと家庭の両立を支援される」対象である。

　このジェンダー・ステレオタイプが無害であれば良いのだが、女性医師が「意欲」をなくす原因となると、やはりこれは重大な問題だと言わざるを得ない。

　ジェンダー・ステレオタイプが厄介なのは、男性だけではなく、女性自身の中にも浸透していることである。自分自身の中にある思い込みは気づきにくい。他の女性集団から非難されることも多い。「甘えている」「やる気がない」と自分自身で思い込み、他人からも非難されて、「意欲」はどんどん低下していく。まさに、「やる気ドレナージ」されるのである。

　特に同性同士の非難は、異性からの非難よりも社会的影響が大きい。同性からの非難は、妥当性があるとみなされるからである。女性が女性を非難することは、「女が言うんだから、そうだよね」と思われ、太鼓判を押したことになってしまうからである。

　同性からだろうが異性からだろうが、ジェンダー・ステレオタイプという思い込みによりなされる非難には妥当性がない。

同性からの２タイプの非難

　一つは、「家庭内労働をしないなんておかしい」「結婚しないなんて、お

かしい」「無理して仕事しないで、家で子どもの面倒をちゃんと見て。子どもがかわいそう」などと“子どもをダシにして”非難するものも多い。一方、男性は子どもを持って仕事をしても、「子どもがかわいそう」などと言われることはない。「子どもがかわいそう」は、女性が女性に対して発する非難なのだ。このタイプの非難は、ジェンダー・ステレオタイプに従って行動している女性からなされることが多く「私は結婚して、こんなに家事・育児を頑張っているのに」という感情から来るものである。

　もう一つは、非婚・既婚問わず、男性集団の一部になりきって仕事に打ち込む女性から「私みたいに仕事に打ち込めない女性は、甘えている」「あんたなんか、仕事をなめている」という非難である。このタイプの非難は、男性優位な職場において男性集団の一部として働いてきた女性からなされることが多く、「私はあんたとは違う」という感情から来るものである。一見、ジェンダー・ステレオタイプに起因しない考え方のように見えるが、実は男性優位集団に属する女性特有の現象であり、「女王バチ現象」と言われることもある。これについては後に詳しく述べる。

　以上のように、同性であれ異性であれ、固定観念にとらわれるがゆえに、「甘えている」と非難がなされ、どんどん女性医師の意欲が低下していく。
　特に同性からの非難は、「お墨付き」という印象を社会に与える。女性同士のいがみ合いは、ジェンダー・ステレオタイプが根本原因である可能性が高く、固定観念はわれわれ医師社会にも無益ないさかいを生み、大きな「足かせ」となっている。

　いずれにしても、女性医師は「君には、重要な仕事は任せられない」と言われ、「やっぱり、私には無理なんだ。（本当に？）」と、疑問を抱きつつも周囲から思い込まされてやがて思い込み、悪循環が回り始める。

翼を折られる女性たち

　妥当性のない非難を浴びせて相手の「意欲」を失わせるのは、罪悪だと思う。後になって「そんなつもりじゃなかった」は、社会人として通用しない。特に、人を診て癒すことを職業とする医師であれば、他人の精神的健康を奪うような言動は慎むべきだろう。固定観念任せに非難を浴びせることは、女性医師の大事な「翼」を折る行為である。そして、彼女たちから、本来であれば可能であったはずの「飛躍の道」を奪う行為でもある。

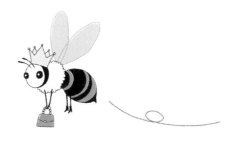

「翼」を折ってはいけない、折られてはいけない

男女ともにまずは「知る」ことが必要

「意欲」を失ってはいけない。失わせてはいけない。大事な「翼」を折ってはいけない。折られてはいけない。「意欲」は、女性医師が責任ある役割を担い、リーダーシップを発揮するときに必要な「核」になる[6]。

「意欲」に忠実に生きたなら、どんな選択肢があるだろうか？「翼」の赴くままに飛躍し、未来の自分に夢を託してほしい。そのために、自分自身の中にも周囲の人の中にもある、ジェンダー・ステレオタイプを乗り越えていこう。

余裕を持って乗り越えるために、ジェンダーにまつわる知識をアップデートしてみよう。世界には、同じようなことに疑問や興味を持ち、さまざまな研究をして情報を発信している心理学や社会学の研究者がたくさんいる。彼らの研究論文を読み解き、自分自身のジェンダー特性をきちんと理解して日常生活に活かすことは、医学研究論文を読んで診療に活かすのと同様に、実は発見が多く、とても楽しいことである。

男性が不快な思いをしないように

この本は、男性諸君が手に取りやすいように、男性を非難するような記述は本文から極力省き、男性が目にして「不快」であろうと推察されるものは「辛口コラム」として注意喚起をしている。ここは、ハードルが高いから気をつけてください、という警告である。問題提起はしたいが、男性が思わぬ「不快」な事故に合わないように、配慮したい。

というのも、本書の目的は男性集団を非難することではない。多くの男性医師の人格は尊敬するに値するものであることを著者はよく知ってい

る。ただ、ジェンダー・ギャップに意識を向けてアクションを起こしてもらいたい、というのが本書の目的である。

　さらに言うと、ジェンダー研究論文の筆頭著者はほとんど女性である。この問題に、男性集団の関心がないことがよくわかる。そして、それは世界中の男性に共通しており、「目を向けたくない」と意思表示している証拠でもある。考えてみれば当たり前である。困っていない人、疑問を感じない人、もしくは自分の地位が揺らぐかもしれない恐怖を覚える人は、問題を解き明かすような研究をしようと思うわけがないのである。

男性こそ困っていないのか？

　ただ本当に男性医師はジェンダー・ステレオタイプで困っていないのか？　高度経済成長期の成功体験から抜け出せない高齢（団塊世代）男性の価値観に振り回されて、ワーク・ライフバランスを取りたくても取れない状況に悲鳴を上げているのではないか？　自分よりやる気のある女性医師に役割を代わってほしいこともあるのではないか？　しかし男だから弱音を吐けないと、過剰に女性の負担を肩代わりしてないか？　そして女性医師からは「大きなお世話」と冷ややかに返されたりした経験はないか？　気の強い女性医師から非難されそうで、実は怖くて「傍観」という「安全域」に逃げ込んでいないか？

　休みたくても上司に怒られそうで休めない、良かれと思って言ったことで苦い思いをするなど、男性には男性の事情があり、「男だってつらい！」のではないか。職場での業務内容において、「男性は不利だ」と思う男性医師は多いのである[7]。

医師全員のために、男性にお願いしたいこと

　それでも、私はこの本を男性に手に取ってほしい。男性には、「傍観」

という「安全域」に逃げ込まないでほしい。現在、上司と言われる役職に就いているのは、医師社会ではほとんど男性である。つまり、この男性上司軍団が意識を変え、アクションを起こさない限り、女性だけが頑張っても、女性リーダーは生まれないのが現状なのだ。将来、同等の責任ある役割を互いに分担していくために、男性もジェンダー・ギャップについて学んでほしい。男性も同じく、ジェンダー特性をきちんと理解して、自分自身と周囲のジェンダー・ステレオタイプを乗り越えてほしい。よき友として、女性医師たちが「意欲」を失わないように、とにかくアクションを起こしてほしい。

　それが著者の強い願いである。

　多くの女性医師が「意欲」を急激に低下させることなく活躍できたなら、私たち医師全員が心身ともに健康に、ワーク・ライフバランスを重視して、生き生きと働き、患者・国民が安心して医療を受けることができる、Win-Win のネクスト・ジェネレーションを作っていけるはずだ。

引用・参考文献

1) 厚生労働省．平成 28 年（2016 年）医師・歯科医師・薬剤師調査の概況．
https://www.mhlw.go.jp/toukei/saikin/hw/ishi/16/index.html
2) 厚生労働省医政局医事課．平成 29 年度女性医師キャリア支援モデル普及推進事業に関する評価会議 資料 3 ：女性医師キャリア支援モデル普及推進事業の成果と今後の取組について．
https://www.mhlw.go.jp/file/05-Shingikai-10801000-Iseikyoku-Soumuka/0000197435.pdf
3) 文部科学省．医学部医学科の入学者選抜における公正確保等に係る緊急調査の結果速報について．平成 30 年 9 月 4 日．
https://www.mext.go.jp/component/a_menu/education/detail/__icsFiles/afieldfile/2018/09/10/1409128_002_1.pdf
4) Organization for Economic Co-operation and Development. OECD Health Statistics 2019: Frequently Requested Data.
http://www.oecd.org/els/health-systems/health-statistics.htm
5) Tsugawa Y, et al. Comparison of Hospital Mortality and Readmission Rates for Medicare Patients Treated by Male and Female Physicians. JAMA Intern Med. 177（2），2017, 206-13.
6) Guptill M, et al. Deciding to lead: a qualitative study of women leaders in emergency medicine. Int J Emerg Med. 11（1），2018, 47.
7) 医療維新．40 歳以下女性医師の 8 割近く，「女性が不利」 Vol.1: 男性医師の 2 割は年齢問わず「男性が不利」．m3.com ニュース．2019 年 3 月 8 日．
https://www.m3.com/open/iryolshin/article/663991/

第 1 章

ジェンダー研究で何がわかっているのか？
自分自身を乗り越えるために、
知っておいて損はない！

女性は男性より自信が持てない

　自信の男女差に関する研究は数多くある。2015 年に 2 人のアメリカ人女性ジャーナリストによって、現在までにどのぐらい自信が科学的に研究されているかを多面的に記述した著書がある[1]。この著書の中では、さまざまな視点から自信に関するジェンダー・ギャップについて記述されている。遺伝子的、社会的、教育的解釈により、どうやら女性のほうが男性に比べて自信を持ちにくいということがわかっているようだ。

I am No.1

　ではその逆で、男性は自信過剰なのだろうか？

　アメリカのコロンビア大学の研究では、平均的な男性は、自分のパフォーマンスを実際よりも約 30％高く評価するという結果だった[2,3]。同大学では、この現象を表す専門用語を造ったようで、Honest Overconfidence（オネスト　オーバーコンフィデンス）：「正直な自信過剰」というらしい。

　医師は、一般的に他の職業よりも自意識が高い。これは、学業で高い成績を修めてきたことや専門的知識と技術向上を日々築き上げているという自負があるからだと思われる。そして男性医師は、「I am No.1」、つまり「俺が一番」という態度が全面に出ている人がほとんどではないだろうか。一般的な男性よりも、もしかすると自信過剰な傾向がさらに強い可能性がある。

　上記の研究は、一例にすぎない。自信に関する男女差の研究は数多くある[1~5]。

　経済学でも面白い研究がある。投資行動の男女差に関するものだ。アメ

リカの3万5千件以上の証券口座を分析した研究で、男性が女性より45％多く取引をしており、その結果、投資運用パフォーマンスを悪化させた。利益を追求して取引を増やしてしまい、かえって収益を引き下げてしまっていたということだ。この研究では、投資行動の男女差には、男性のオーバーコンフィデンス、つまり自信過剰が関係しているという結論だった[6]。

　別の研究では、テストステロン濃度の違いが、職業選択や投資行動において、リスクをどれだけ取りたいかに影響していることがわかった。一般的に女性は男性よりもリスクを避ける傾向がある、という結論であった[7,8]。この研究の示唆するところは、当たり前のようだが、生物学的性別が、行動に影響を及ぼすということである。

　結果的に言えることは、以下である。

• 女性は男性に比較して自信が持てない。
• 女性は自己評価が客観評価より低く、男性は自己評価が客観評価より高い。
• 女性は男性に比較して、リスクを取らない。

根拠のない自信が大事

　私には息子がいる。息子は数年前に受験をした。模試を受けたり、塾の先生からアドバイスを受けたりして、志望校を決める時期になった。私が不思議に思ったのは、息子は自分の成績に見合った学校よりも、はるかに上のランクの学校を受けると言って、受験校のレベルを下げようという先生の説得も、頑として聞かないのである。なぜかと問うと答えは「俺、いけるから」である。何という根拠のない自信だろう。言い換えると、彼はRisk Taker：「リスクを取る人」であり、当たればリターンは大きいとも

言える。

　息子の言動は、まさに先の研究結果の通りである。自分の成績より高い
レベルの志望校は見事に全部不合格で、自分の成績に見合った１校だけ
に合格した。

　しかし、この「根拠のない自信」というのが、とても大事なものだと、
私は気づかされたのである。女性は集団として見た場合、自己評価を客観
評価よりも低く見積もる傾向があるため、学歴では「合格」、仕事では「昇
進」のチャンスを逃しやすいし、もっと言うならばリスクを取らないので
挑戦すらしない。挑戦すらしないので、道が開けるはずもない。男性は集
団としてみた場合、逆に「根拠のない自信」があるためリスクを取る。リ
スクを取るということは挑戦するのである。挑戦さえすれば、道は開ける
可能性がある。

　女性はまた、困ったことに「人前で自己評価を控えめに言ってしまう」
という傾向が強いことがわかっている [9, 10]。これを聞くと、「あっ」と思
い当たる女性は多いのではないだろうか。多くの女性医師は、幼少期から
学生時代に、このような経験をしていると思う。そして面白いことに、特
に「プライドの高い男性」の前では（注：原著の表記は「プライドが高い」
ではなく、「Vulnerable：弱い、傷つきやすい」男性と書かれている）、自
己評価をさらに控えめに言うようだ。自分の成績が相手より優れていると
きに、相手のプライドを傷つけて、嫌われることを恐れるためである [11]。
　医師社会は「プライドの高い（弱く、傷つきやすい）男性」「自己評価
の高い男性」「自信に満ち溢れた男性」の巣窟のような状況である。この
ような男性に囲まれているのに、その人たちの前で自信のない態度を取り、
自己評価を低く言ってしまう「癖」が出ているとしたら、どうだろう？
　そのような心理が働いているとは、男性医師には想像もつかないのであ
る。
　女性医師を「この人はダメだな」「任せられなさそうだな」と男性医師
から思われても仕方ないとも言える。その「癖」を自ら意識して自ら修正

しない限りは、役割を与えられる可能性は低いままである。つまり、やりがいのある職には就けないことになる。

　女性は傾向として、ポストや役割を与えられるとき、無意識のうちに「私には荷が重い」とか「私の能力では無理」などと、男性の上司や同僚に言ってしまう。

　そう言われると、普通の男性ならば「無理強いすると、パワーハラスメントになるし」と、「じゃあ、別の人に頼んでみるよ」と、すぐにオファーを引っ込めてしまうだろう。男性医師も暇ではない。わざわざ時間をかけて、女性医師を説得したりはしない。頼みやすい、後輩男性医師に役割を振る。役割を振られた後輩男性医師は、「自分に本当にその資格があるのだろうか」ということまでは考えないことが多い。「いいですよ」と安請け合いし、それがキャリアになっていく。「安請け合い」と言えば聞こえは悪いが、「ノーと言わない」「チャンスをつかむ」とも言えるのである。

無意識の態度が引き起こす大きな代償

　女性医師は、「子持ち」になったタイミングで「当直できないから」と、わざわざ自分から「非常勤に格下げしてもらっていいです」などと申し出ることが多い。もともと、常勤だったのに、専門医資格も持っているのに、誰からも降格を求められていないのに、である。これも、「当直できない＝無能」という固定観念のせいからか、「自分は、十分に働けていない」と自信がないからか、そのような「過剰に謙虚」な態度を取る。

　しかし、よく考えてみよう。当直しなくなるのは、高齢男性医師も同様である。高齢でなくても「職位が上がったから」という理由で、40代後半にもなれば当直しなくなる男性医師が出てくる。しかし、このような男性医師が「当直できなくなったから、非常勤に格下げしてもらっていいです」などと言うだろうか？　絶対に言わない、100%ない。「職位が上がった。部長になった」からと、ふんぞり返っているのはよく見かけるが、そ

のように過剰に謙虚になる男性医師はいない。その結果、「男性医師は、偉くなったら当直しなくていい」というロールモデルが既にでき上がっている。

　女性医師は女性特有の、このような言動には注意しなくてはならない。いい歳になって、専門医資格も持っている常勤医なのに「子持ち」になった瞬間にそのようなことを言い出しては、若手も同じようにしなくてはならなくなる。決して「女性医師は、十分な経験を積んでいても、子どもを持ったら当直できず、無能なので降格だ」などというロールモデルを演じてはならない。本当に切実に「非常勤になってもらわないと、職務規定上どうしても困る」と病院から頼まれるまで、自分から降格や辞職を言い出すことは控えなければならない。

　いずれにしても、このような行動を女性が無意識に取ってしまう習性があるがゆえに、リーダーシップを発揮する女性医師は増えない。役割を担っているのは男性医師ばかりという状況が続く。若手女性医師にとって、身近な女性のロールモデルは、いつまで経っても不在のままだ。同性のロールモデルが身近に存在しないと、キャリアを選択しようと決意した若手女性医師は、長期的にライフ・イベントが起こる中、結局挫折してしまい、状況は変わらない。「根拠のない自信のなさ」が引き起こす、無視できない代償が実は存在するのである。

　ここで強調したいのは、女性がこのように自己評価を低く言うとき、ほぼ「無意識」ということだ。自分自身の中にある思い込みは、誰でも気づきにくい。しかし、このような傾向があるということは、女性のジェンダー特性として知っておかなければならない。自分自身の中にある、思い込み・固定観念に気づき、乗り越えていかなければならない。なぜなら「無意識」の態度による代償は、自分たちが思うよりも、はるかに大きいからである[12]。きちんとやりがいのある仕事を要求することを、意識して習得しなければならない。そして、その姿を、自分より若い女性医師たちに見せなければならないのだ。決して、「雑用係」のロールモデルを演じてはな

らない。

男性軍団に必須！　女医のトリセツ

　男性医師は、どう対応したらよいのだろうか？　まず、男性医師がやらなければならないのは、自分の大事な仕事を「僕がやる」と抱えないことである。その大事に抱えこんでいる仕事を、きちんと女性医師にも渡すことである。「僕がやっとくよ、先生はいいよ、大変でしょう」は、親切そうに見えて実は、「やりがいのある仕事」を女性に渡さず、女性のやる気をドレナージする言葉である。そして、「雑用係」では知的欲求が満たされない女性医師たちは、その職場に見切りを付け、辞めて他の組織や海外へ行く。**男性医師が、大事な仕事を抱え込んでいる限り、「本物の働き方改革」からは、遠ざかるばかりである。**

　男性上司軍団に属する人は忙しくて時間がないだろうが、多少時間がかかってもやりがいのある仕事を与え、繰り返し女性医師を説得してみてほしい。その時間は、自分たちのためにも決して無駄ではない。少しでも職務負担が男性だけに回ってこないようにしたいのであればなおのこと、説得に時間を割く意義はあるのだ。これこそが「本物の働き方改革」への道である。

　男性上司は、女性医師に役割を担ってもらいたい場合に、女性医師が自己評価を低めに言い、役割をいったん断ってしまうのはよくあることだと、まず認識することが重要である。なので、1回で諦めてはいけない。「まあ、そういわずに一晩よく考えて。明日また聞きますから」でもいいし、自信を付けさせるように「先生なら大丈夫ですよ」でもいい。

　大事なのは、「彼女の低い自己評価」は多くの場合、根拠がないということである。彼女のパフォーマンスが、同年代の男性医師と比較して劣らないことは、上司であるあなたが一番よく知っているであろう。彼女が「私には荷が重い」というのは、「無意識」にそう言っている可能性がとても

高いのだ。もし、そのような返答が返ってきたら、「なぜ、そう思うのか、具体的に話してもらいたい」と聞き返してみてほしい。具体的に、どういった部分で自信がないのか？　明確な答えは持ち合わせていないことが多いだろう。

　そして、何よりも「意欲」を失わせないでほしい。「君がやってくれることで、大きな社会的意義がある」と付け加えてもよいだろう。そういう説得や、自信を付けさせてくれるような応援コメントを、実は待っている女性医師も多いだろう。「そこまで言うなら」と、重い腰を上げてもらえれば、大成功だと考えてもらいたい。

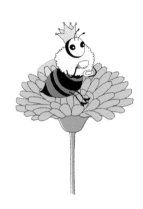

自信を持てない女性たち：インポスター現象って何？

テーブルにつかない女性たち

「女性が同じテーブルにつかず、隅の方に引っ込んでしまう」という現象を自分自身経験したこと、あるいは、ほかの女性がそのような行動をしているのを見たりしたことはあるだろうか？　私はよく目にするし、私自身もそのような行動を取ってしまうことがある。まるで「その席は、私なんかが座るべき席じゃないです」とでも言わんばかりの行動である。

このような感覚を感じたことがある女性は多いのではないだろうか。

会議に出ても、テーブルの隅に座るならまだしも、テーブルにさえつかず部屋の隅に座ったり、座っても自分の意見を述べなかったりといったように。そのような行動を取る気持ちは、私自身よくわかるのだが、その意味するところを少し掘り下げてみよう。

Facebook の COO であるシェリル・サンドバーグは、TED talk（2010年収録）で、「なぜ、女性のリーダーは少ないのか」というスピーチをした。そこで彼女は自分自身の体験と、「女性特有の詐欺師感覚：インポスター現象」について言及した [13, 14]。

インポスターは、日本語に訳すと「詐欺師」という意味である。これでは何のことか全く想像できないが、インポスター現象（またはインポスター症候群）は、1970 年代にアメリカの心理学研究者である Clance らが初めて記述した「心の問題」で、高学歴・専門職につく女性に多く見られる、心理的な現象である [15]。

通常、成績優秀であれば自信を持って「俺（私）って、すごい！」と素直に喜ぶだろう。しかし、インポスター現象は、成績優秀で十分自信を持っていいはずなのに、自分自身の能力を認められず「まさか、そんなはずは

ない、すぐに自分が大したことがないのはバレるだろう」などと思い込む現象だ。過剰に謙虚とも言える。

難関大学に合格しても「私なんかが」「そのうち優秀じゃないことが誰かにバレてしまう」などと思い込む。また、高度な専門資格に合格しても「私なんかが合格するなんて」と思い込む人が多くいるというのだ。そしてそのような心理的状況に置かれて自信を失うと、ひどい場合は、うつ症状に陥ってしまい、心理的サポートや治療が必要であるというのがClance の論説である。

インポスター現象は、女性のキャリアにも大きな影響がある。Inner Barrier：「内面的障害」と呼ばれ、女性をリーダーシップから遠ざける一要因とも考えられている[16]。現在では、女性だけに多いわけではなく、男性または人種的マイノリティにもインポスター現象は起こるとされている。

医師にもインポスター現象ってあるの？

医師のインポスター現象は、女性と人種的マイノリティによく見られることがわかっている。

インポスター現象に関して、研修医を対象にしたいくつか研究がある。アメリカにおける家庭医学のレジデントを対象にしたインポスター現象の研究では、インポスター現象は女性と人種的マイノリティに頻度が高く、うつ症状と関連が強かった[17]。カナダの内科レジデントを対象にしたインポスター現象の研究でも、女性に多かったという結果であった[18]。

医師は高学歴と考えられ、完璧主義者が多い[19]。専門職として患者に対して完璧な仕事をすることが求められ切磋琢磨する。そして、常に先輩医師との実力差を感じながら研修医時代を過ごす。学生までは勉強さえできればよかったが、医師として研修を積む中で、自分自身の無力さをつきつけられるときが誰しも必ずある。そんなときに「完璧じゃない自分」に

対して「こんなにもできないのは、私（僕）だけだ」と思い込んで自信を失い、インポスター現象に見舞われる。

インポスター現象は、子どもを持つ女性に限ったことではないが、特に出産や育児で離職し、育児がようやく落ち着いて職場復帰したときに、インポスター現象が重なることは多いと思われる。ただでさえ医師としての知識・技術に不安が残る年齢であればなおさらである。出産や育児で職場を離れるのは、「生物学的女性」であれば当たり前のことである。しかし当人は、知識や技術は大して落ちていなくても、焦り、不安になり、完璧じゃない自分に対して「こんなこともできないのは、私だけだ」と、自信を失っていく。

留学や研究などの、ほかの理由で一時的に離職し、職場復帰したときも同様である。基本的知識と技術は大して落ちていなくても、やはり細々としたところで自分の知らないことが出てくると、「こんなことも知らないのは、私だけだ」と、インポスター現象にかかってしまう。

どう乗り越える？

では、どうすればこれを乗り越えられるのだろうか？

インポスター現象による自信の喪失は、男性医師にも起こるが、特に女性医師に頻度が高いと知っておくことが大事である。知ってさえいれば、「ああ、これはよくあることだから」と余裕を持っていられる。

また、後輩や知り合いの医師がインポスター現象に見舞われていると疑ったら「それは、よくあることだよ。自信を失わなくても大丈夫だよ」と、余裕を持って声を掛けてあげることができる。

インポスター現象真っ最中のときには、自信は失うだろうが「意欲」まで失ってはいけない。なぜかというと、インポスター現象は、一時的なことが多いからだ。医師としての経験値が上がっていけば、そのうち自信を

取り戻し、回復することが多い。一時的なことで、大事な「意欲」を失ってはいけない。

　インポスター現象を乗り越えるのに、ちょっとした工夫がありそうなので紹介したい。

　自信とポーズ（体の姿勢）の相互関係に関する面白い研究がある。ハーバード・ビジネススクールの准教授、エイミー・カディーによる研究である。ポーズを工夫すると、自信がアップするというものだ。カディー自身が、TED Talk で語っている [20]。内容の詳細は次ページのコラムに譲るが、この TED Talk の最後でカディー自身がハーバード大学でキャリアを積むにあたり、インポスター現象に悩み、苦しんだ経験を語る、とても印象に残る部分がある。「インポスターなんて、本当にあるの？」という読者の方は、是非この TED Talk を見てもらえれば、インポスター現象が本人にとって、どれほど苦しいことなのか少し理解できると思う。

　自分に「負の暗示」をかけるのは、極力避けるようにしよう。女性は、不安や悩みを「反芻する」傾向が強く、考えても解決しないことを、頭の中で何度も何度も繰り返し考えることが多い。これでは不安が増幅するだけだ。小さな成功を喜び、「私ってすごい！」と、心の中で 10 回唱え、よく睡眠を取ろう。
　いろいろな工夫で、インポスター現象を撃退しようではないか。

姿勢が自信を作る：たった2分で自信をつける方法

あなたには、人前で癖になっている姿勢があるだろうか？ たとえば、腕を組んだり足を組んだりして、体を縮めて小さく見せてはいないだろうか？

▎TED talk with Amy Cuddy

姿勢は、その人の心理に影響を与えている可能性があることが、2010年、ハーバード大学のエイミー・カディーらの研究によって示された[1]。その研究とは、面接などプレッシャーがかかる状況の前に、2分間体を大きく開く姿勢（ハイパワーポーズ）をとった人は、体を縮めている姿勢（ローパワーポーズ）をとった人よりも、自分自身を力強くパワフルに感じることができ、より良いパフォーマンスにつながったというものだ。つまり、相手に対して影響を与えるためではなく、自分の心理を変えるために、ボディランゲージを利用するということだ。

このパワーポージングの概念は、2012年カディー自身によるTED talkで紹介された[2]。TED talkの後半、彼女がなぜこの研究を行ったのかのエピソードが語られる。彼女はもともとIQが非常に高いことを評価されていたが、大学時代に交通事故で脳にダメージを受け、それ以降すっかり自信を失ってしまう。苦労して大学を卒業し研究者になったが、それでも「自分はここにいるべきではない」と思い続けていた。そんなとき、指導者から言われた言葉が「できるようになるまで、できるフリをしなさい！（Fake it till you become it！）」である。その後ハーバード大学で教鞭をとるまでになった彼女が、今度は自信を失っている女子学生に対して同じ言葉で励ますことになる。彼女は、過去の自分も含めて、自己評価が低く自信を失いやすい女性やマイノリティの人々を勇気づけたかったのだ。「あなたはここにいるべきよ！ できるようになるまで、できるフリ

をするのよ！」と。

　このパワーポージングには後日談がある。TED talk で紹介された直後から、ハイパワーポーズは世界中で大流行した。カディーの TED talk は4,600 万回以上視聴され、歴代 2 位の人気を獲得した。ところが、パワーポージングには再現性がないという研究が発表された後、状況が大きく変わった。批判は主に測定されたテストステロン値に関する統計学的手法に対してであったが、パワーポージングは懐疑的であるとされ、メディアも執拗に彼女を攻撃した。共同研究者でさえパワーポージングを否定する事態となり、彼女はパワーポージングの効果についていったん取り下げざるをえなくなった。しかし彼女は粘り強く研究を続け、2017 年、別の共同研究者と共に批判への反論を発表した [3]。結論として、テストステロン値の関与については疑わしいが、ハイパワーポーズで自分自身を力強く感じることができるのは確からしく、それ自体が大きな発見である。

　それにしても、カディーに対してここまで過激な攻撃がなされたのはなぜだろうか？　ある分析によると、彼女が成功した女性であり、さらに女性やマイノリティを勇気づけようしたからではないかとされている。旧来のジェンダー・ステレオタイプに沿わないパワフルな女性は好ましく思われないのだ。また、学問を一般人にわかりやすい形で日常に応用されることを嫌う研究者が多いという指摘もある [4]。

　「フリをしてやり過ごすのではなく、フリを続けて本物にする（Don't fake it till you make it. Fake it till you become it）」というカディーのメッセージは、自己評価が低くなりがちな人々を勇気づけるものだ。
　ハイパワーポーズで自分自身にパワーを充電しよう！　そしてカディーのように、ほかの女性やマイノリティを勇気づけられるように！

■引用・参考文献
1) Carney DR, et al. Power posing: Brief nonverbal displays affect neuroendocrine levels and risk tolerance. Psychol Sci. 21 (10), 2010, 1363-8.
2) TED Talk with Amy Cuddy: Your body language may shape who you are. https://www.ted.com/talks/amy_cuddy_your_body_language_may_shape_who_you_are/transcript.
3) Cuddy AJ. et al. Fosse. P-curving a more comprehensive body of research on postural feedback reveals clear evidential value for power-posing effects: reply to Simmons and Simonsohn (2017). Psychological Science. 29 (4), 2018, 656-66.
4) Elesser K. Power Posing is Back：Amy Cuddy Successfully Refutes Criticism. Forbes April 3, 2018 Forbs online. https://www.forbes.com/sites/kimelsesser/2018/04/03/power-posing-is-back-amy-cuddy-successfully-refutes-criticism/#62fcb9f83b8e

（浅川麻里）

完璧主義はいいことか？

完璧主義は「自信キラー」

　医学生、そして医師は「完璧主義者」の傾向が強い。医師になろうと思ったときから、勉学に対して自分自身に課するハードルを高く設定するためだと考えられる。カナダの医学部学生と他の学部学生を比較した研究があり、医学部学生は「完璧主義」が多く、自信を喪失するリスクが高いことが指摘されている [19]。

　「完璧主義」は「自信キラー」なのである。そして、この「完璧主義」は、30 年前と比較すると社会全体に増えてきているという報告すらある。これは、学歴社会や企業の競争の激化により、人事においてより批判的に相手を見るようになったことなどが要因だと考えられている [21]。

　「完璧主義」にも 2 つあり、「適応可能型：Adaptive Perfectionism」と「適応障害型：Maladaptive Perfectionism」と言われる。医学生から医師になっていく段階において社会的責任が増すとともに、最初は「適応可能型」だったとしても後に「適応障害型」に移行する懸念は残るので、実は医学生、医師ほど精神的ストレスと適応障害、バーンアウト、インポスター現象に注意しなくてはならず、私たちの「完璧主義」は再考するに値する [22]。

　「完璧主義」は、自らだけでなく職場や家庭における人間関係も壊してしまう。完璧主義はどのように心理学的に定義されているのだろうか。妥当性が確認されている定義の中の一つを紹介しよう。Frost らは、以下の6 つの特徴があると言っている [23]。

（1）間違いや失敗を恐れる

（2）自分自身の「当たり前・標準」のレベルが高い

（3）子育てに対して求めるレベルが高い

（4）子育てに対して批判的

（5）成績や仕事の出来に対して懐疑的

（6）組織に対して懐疑的

　日々の医師という仕事において、患者に関する重要事項については、「完璧主義」であることは社会から期待され、求められる。言われなくても、多くの医師がそのために毎日努力を重ねていることだろう。

「完璧主義」が壊してしまうもの

　医師が家庭においても「完璧主義」を貫いてしまうと、これは家庭に「職業病」を持ち込む事態になりかねない。大多数の医師は、「適応可能型」であるので、やや妥協して生活しているだろう。「適応障害型」とまではいかなくても、境界線で苦悩を抱く医師は多いのではないだろうか。

　「完璧主義」のせいで、家庭内役割分担においても、パートナーから役割を奪ってしまっていないか？　子どもたちから自主性を奪ってしまっていないか？

　再考に値するというのは、実は学生時代から培った医師としての「職業病：完璧主義」のせいで、女性医師に最もありがちなのは、家庭でも友人関係においても「完璧主義」を貫いてしまい、無意識のうちに間違いや失敗を恐れ、相手に対して批判的になり、家族や友人との関係性を破壊してしまうことである。

　「完璧主義」は「悲観的」になっていく。そして自信だけでなく、人間関係も壊してしまう可能性があるので注意が必要だ。

　女性だけでなく男性も、リーダーシップを発揮するべきときは、ある程度、「完璧主義」を脱ぎ捨てなければ、周りの人は誰もついてこれない。

真逆の「楽観的」という資質が、意外にもリーダーシップにおいては重要な要素なのである [24, 25)]。

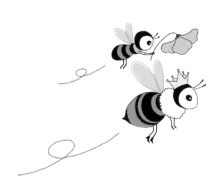

失敗を怖がる女性たち：
私たちが恐れるもの、それは「失敗」である

いい子になりたがる女の子

　女性は男性に比較して、リスクを取らない。失敗を恐れるからである。「失敗」は、女性たちが気楽に自然にできるものではない。

　Facebook の CEO、マーク・ザッカーバーグは会社設立 14 周年記念にあたる 2018 年 2 月 5 日に自身の Facebook に投稿し、「失敗すること」は重要だと記している[26]。特に IT 業界では、「失敗」をたくさん繰り返すことが成功への秘訣ということは、今では最も注目されているビジネス戦略である。たくさんの試作品を作って展開し、上手くいったもの以外はすぐに撤退する、というものだ。

自信の差は育つ環境にあり

　男の子と女の子が育つ環境が、自信の男女差と関連があると言われている[1]。

　一般的に、女の子は「いい子」になりたがる傾向が強い。周囲の期待を察知することに長け、そのように振る舞い、褒められることに喜びを見出す。「いい子」「かわいい子」「素直な子」といった形容詞に自分が合うように育っていこうとする。周囲の人の評価は、女の子の自信にとって、とても大事になってしまっている。

　若い女性向けのファッション雑誌には、「愛されメイク」や「愛されヘア」などの文言が多く見られる。これらからもわかるように、女性は容姿、性格などの面で「愛される」ことが大事なのだ、と思い込む。ジェンダー・ステレオタイプに周囲も、自らもどっぷりと漬かり、可愛く、愛されるよ

うに振る舞うようになり、他者からの評価が自分の自信を左右するようになる。

　逆に、男の子は一般的に「やんちゃ」「いたずらっこ」「わんぱく」といった形容詞に囲まれて育つ。小さないたずらを繰り返して、時々叱られる。小さな失敗を重ねながら、どうやったら次は上手くいくか、と考えて育つ。周囲の人からの評価は、あまり男の子の自信には関係ないと言われる。いたずらが成功したとき、見つからずにすんだときは、「やった！」と自信がつく。時々、大人に叱られて、「早めの失敗」を積み重ねて育つ。「早めの失敗」は成人してからも大事であり、他者からの評価が自分の自信を左右するようにはならない場合が多い。

　もちろん、例外はいくらでもあるだろう。「わんぱく」な女の子も、「いい子」な男の子もたくさんいるだろう。あくまで男女を集団として見た一般的な話である。

　育つ環境とジェンダー特性を考慮に入れると、なぜ、女性のほうが「失敗」を恐れるのかがわかってくる。

　医師においては、たとえば研究論文でも、研究計画書でも、研究費の申請でも、企画書でもなんでもよい。自分自身のアイデアが「煮詰まる」まで、「完璧」になるまで、提出しない、実行しないで温めている傾向が女性は強い。それは前述したような養育環境があり、「いい子」「優等生」を物心ついたときから通してきた女性は「失敗」を恐れるからである。一方、男性は多少の失敗は気にしない。とにかく出してみる、数多く出してみて、駄目ならそのとき対応すればいい、と考える傾向が強い。

では、女性はどうしたらいいのか？

　女性は考え方を少し変えてみると、心持ちが楽になるのではないだろうか。万が一失敗したとして、早期に原因がわかるのであれば効率がよい、

と考えてみてはどうだろう。失敗から効率的に学べば、得るものは多い。得るものの多さを優先すれば、「失敗」が少しは怖くなくなるかもしれない。「リスクを取る」、「失敗から学ぶ」という姿勢においては、男性から学ぶことは非常に多いのだ。

　事の大小はあるにしろ、決断して行動をし、その行動に責任をもつことは、リーダーシップを発揮するうえでも非常に大事なことである。行動には自信が必要である。もし間違った選択をしても、決断して行動しなければいけないときがあり、行動しないよりはよっぽどいい、と多くのリーダーは考えている。たいていそこから学べる、ということがわかっていれば、極度に失敗を恐れずにすむのではないだろうか[25]。

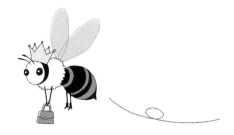

ステレオタイプ・スレット：
ネガティブなジェンダー・ステレオタイプに引っ張られる女性たち

> ### 「悪気のない発言」は「呪いの呪文」

ステレオタイプ・スレット（Stereotype Threat：固定観念の脅威）と言われる現象がある。ネガティブな思い込みによって、パフォーマンスが下がる、というものだ[27, 28]。

たとえば、「女性は男性より数学が苦手」だという固定観念がある。数学のテストの前に「このテストは、いつも女性が男性より点数が悪い」と言われたり、あるいは、テスト前に性別を記入する欄があったり、自分が「ネガティブなジェンダーに属する」と気づかされることで、本当に成績が悪くなってしまった、という実験がある。

「女子は理系科目が苦手だよね」などと聞かされるだけで、理系の専門分野に進む女性が少なくなってしまうというのだ。もちろん、このような発言に左右される人とされない人はいる。個人差はあるのだが、集団として調査すると結果的にステレオタイプ・スレットによりパフォーマンスが落ちる[29]。

ということは、悪気はなくても、このようなネガティブな発言は「呪いの呪文」に近い負の効果があるので、気をつけたほうがいい。特に幼少期からずっと、このような言葉をかけられて育ったら、と考えると怖くなる。多くの女子から、理数系に進学する機会を奪ってしまっているのではないだろうか。その結果、医学部を含めた理数系には女性が少なくなる。これは、パイプライン（大学に入学して、専門職に就くアカデミックな道のり）に女性が少ないことに結び付き、ひいては理数系専門職でリーダーシップを取る女性が圧倒的に少ないことに結び付く[30]。

「悪気のない発言」は、実は「呪いの呪文」の可能性がある。

　私たちの医師社会では、たとえば「女性はある程度の年齢になったら第一線には立てない」とか、「女性は部長には向かない」などの発言を聞く。「無理させたら悪いから」という親切心からの発言だと主張する人もいるだろう。しかし、「意欲」を失わせる効果は十分あるし、女性のパフォーマンスも落ちるだろう。

女性へどのように言ったらいいのか？

　「固定観念ではこうだけど、あなた自身はどうしたいの？　どう考えてるの？」など、また、もっと積極的に応援してもいい。
　「固定観念は気にしなくていいよ。やる気をなくさずにね」のほうが、よっぽど「意欲」を失わずにすむ。意欲さえ失わなければ、一時的に休職しても必ず戻ってくる。意欲さえ失わせなければ、将来責任ある仕事を一緒に担ってくれる。

女性は交渉が下手：Nice Girls Don't Ask

交渉力の男女差

　2003 年のハーバード・ビジネスレビューに、"Nice Girls Don't Ask：Women negotiate less than men - and everyone pays the price."「性格の良い女子は要求しない－女性は男性に比較して交渉しない、そしてみんながその代償をはらう」という記事がある[31]。

　交渉の男女差について研究を続けてきた Babcock らによる記事で、2つの研究結果を紹介している。これは、同じような仕事を担っている男女を比較して給与に格差がある原因を研究していて判明した事実である。

　一つ目の研究は、カーネギーメロン大学の MBA（Master of Business Administration）を取得した卒業生を対象にした初任給額の男女比較である。男性のほうが女性よりも年俸が 7.6％（約 4,000 ドル）多いという結果だった。原因は、ほとんどの女性は雇用者が提示した額面をそのまま受け入れたのに対し、多くの男性が増額の交渉をしたためである。女性のうち給与増額の交渉をしたのは 7％だったのに対し、男性は 57％（約 8 倍）と有意に多かった。この初任給の増額は、将来の昇給のベースになるため、生涯給与で比較するとさらに格差が開くことにつながる。

　もう一つの研究は、数百人を対象にしたインターネットでの大規模なアンケート調査である。最近行った交渉についていつ行ったのか、また次回交渉の予定などを尋ねている。結果は、男性のほうが女性よりも頻繁に交渉を行っている、というものであった。

要求する女は嫌われる

　なぜこのような差があるのかについては、以下のように議論されている。

　小さい頃からの育つ環境により、女性は自分自身よりも他人のことを優先させるように教え込まれ、そのように振る舞うようになる。その結果、女性は男性に比較して一生懸命に働き、良い仕事をすれば自然に周囲から認められると考える。男性と違って「言うべきことは言って、もっと要求してもいい」という教育はされない。成人して働くようになっても、多くの組織において、「要求する女性」にはペナルティーが課せられるという文化がある。さらに言うと、女性は「女が要求すると良くない」と組織の中で教育される。自分自身の昇進や昇給を、はっきりと求める女性は、「bitchy, pushy：嫌な女」と言われて嫌われる。このようにして嫌われた女性は、仕事を正当に評価されず疎外されるために、このような差があるとされている。

　「要求する女性・交渉する女性」は、嫌われるがゆえに仲間に入れてもらえない。つまり、固定観念通りの言動をしないがゆえに、非難の対象になるため、要求や交渉をしないようになっていく、または、リーダーシップを取るポストから疎外され結果的にトップに選ばれない、と結論づけられている。

　「交渉する女性は嫌われる」ということは、既に長年にわたって多くの女性が経験している。「女の子は、そんなことを言うと嫌われて損するよ」と、経験のある母親に言われて育つのは事実である。そして、親の言うことを聞く「いい子、素直な子」ほど、要求や交渉はしない。自然と、その頻度には男女差があることになるのは、経験上明らかであるが、研究によっても証明されているということだ。

妥当性がない上司の評価

　前述したハーバード・ビジネスレビューの中では、問題は、交渉された上司のマネジメント力のほうであると議論されている。同等の仕事で、交渉してきた相手（多くは男性）だけにポストを与えたり、昇給したりとい

うことに妥当性があるのか？　本来であれば、公平にポストや昇給に値する成果を本当に出しているかどうか、評価するべきである。正当な評価のうえ、ふさわしい人間にポストと昇給を与えるべきである。「彼は要求してきたから、与えたんだよ。だって、彼女は言ってこなかったから」では、何のためのマネジメントかわからない、と指摘している。

　しかしながら、世の中はそのような「適当さ」を含みながら回っていることも事実である。いつのときも、上司の「評価」は妥当性のないことが多い。医師社会も同じである。多くの場合、ポストや昇進は、上司の「好き嫌い」で判断されている。このため、ほぼ人事マネジメントは意味を成していないことが多い。病院、学会内を見回しても、役割を担うポジションには「なんでこの人が？」ということが多いのが現実ではないだろうか。結局のところ「使いやすい人間・操作しやすい人間」を各部長にして、さらに上の管理職にとって、操りやすい組織になっていることも多いのではないか。もしも、「うちはそんなことない」という人事がなされていれば、その組織に所属する人はラッキーだと言える。

では、女性医師はどうしたらいいのか？

　女性も男性同様に言うべきことははっきり言い、要求し、交渉すべきなのだろうか？　先に述べたハーバード・ビジネスレビューには、「そうするべきだ」または「そう教育するべきだ」と書かれている。しかし、この問題はそんなに単純ではない、と語るのはシェリル・サンドバーグである。彼女は自身の著書『LEAN IN』[13] でも、TED talk のスピーチ [14] でも、このことに言及している。その理由は、その結果「嫌われる」という事実が付いてくるためである。

「できる女」へのペナルティー？：Penalty for Success

できる女は嫌われる

先に述べた「交渉する女性は嫌われる」とも似ている現象であるが、「できる女は嫌われる」は、心理学的・社会学的に証明されている。

女性医師は幼少期から学生、今までの人生を通して、実際に経験していると思われる。学生時代から学力が高い女性医師たちは、できるだけ嫌われないように、仲間外れにされないように工夫してきた人が多いのではないだろうか。医師になると、「嫌われる」というよりは「男性医師はモテるが、女性医師はモテない」という現象が顕著になる。これは、医師になると誰もが遭遇する現象だ。

Heidi 対 Howard の研究として知られている、大学生を対象にしたアンケート調査がある。高い学歴、高いキャリアの履歴書を準備し、ファーストネーム（姓名のうち、名）だけを変えて質問をした。一方は女性名の Heidi（ハイジ）、もう一方は男性名の Howard（ハワード）とした。もし自分の上司として、一緒に働きたいならどちらかという内容の調査である。ここで面白い結果が得られている。大学生の多くは、Howard を好み、Heidi は嫌われたのである。彼らは両者の能力（Competence）に関しては、同等に評価した。全く同一の履歴書なので当然である。しかし、Howard の性格についての印象を質問されると「好感が持てる」と評価し、一緒に働きたい上司だと答えたのに対し、Heidi の性格についての印象を問われると「攻撃的・冷たい」と評価し、一緒に働きたくない上司だと答えたという。大学生は、男女ともに同一の傾向を示した[32]。実はこの Heidi という名前は、アメリカ、シリコンバレーのハイテク産業において著名な Heidi Roizen という実在する女性実業家の名前である。

別の心理学実験でも、同様の結果が得られている。仮想の男性 CEO と女性 CEO が会議に出席する様子を男女両方の被検者に見せて、点数をつけさせるというものだ。女性 CEO が男性 CEO と同程度の量を話すビデオでは、女性 CEO を著しく能力が低く、リーダーに向かないと被検者はみなした。逆に、女性 CEO が男性 CEO より話す量が少ないビデオでは、彼女の能力に対する印象は飛躍的に良くなった[1, 33]。

男女の政治家のマスメディア評価に関する研究がある。女性の政治家、特にリーダー的地位にある政治家にマスメディアがどのように反応しているかを調査した研究である。結果は、特に女性の政治家、リーダー的地位にある人に対してメディアは「できる女性だが、冷たい」と記述することが多く、女性政治家は男性政治家よりもメディア評価に繊細になる必要がある、ということだった[34]。

専門職だとさらに嫌われる

なぜ学歴が高く、意見を述べ、生産性が高い女性は「攻撃的」「冷たい」と評されるのか？　これもジェンダー・ステレオタイプの影響だと考えられている。固定観念として、女性は「優しい」「温和」「癒し」「微笑みを絶やさない」ことを男性よりも期待される。これに反する行動は、非難の対象になるのである。特に、歴史的に男性の職業とされている専門職に女性が就く場合に、さらにこの傾向は強くなる。医師も含めて、政治家、総理大臣、大統領、企業の社長・幹部、軍人、大工、板前、オーケストラ奏者など、古くから男性で占められてきた専門領域で女性が「名を上げる」ことは、眉をひそめられる傾向が強い[35]。

これは女性医師にとって、非常に厳しい問題である。なぜかというと、解決策がないからである。自分の言いたいことをはっきりと伝えて交渉すること、研究で成果を上げること、病院経営に参画すること、学会の理事

に立候補すること、どれも女性医師がリーダーシップを発揮するうえで目指していきたいことばかりであるが、どれをやってもその結果が「攻撃的だと思われる」「嫌われる」という「副作用」を生み出す可能性が、男性よりも高いのである。この現象は、「成功に対するペナルティー」と社会心理学では表現される[36]。女性がいつまでたってもトップに立てない、「ガラスの天井」を作っている根源だとも言える。

この問題の解決策はない。根本的解決は、あと何十年も経って「ジェンダー・ステレオタイプに変化が起こるまで待つ」ということだけだが、待っていてはこのステレオタイプは変化しない。

では、どうすればよいのか？

女性に対する固定観念である「優しい」「温和な」交渉方法をあみだすしかないのが現状である。男性であれば「かっこいい」「頼りになる」と評されるような、強引な交渉方法を真似すると「ヒステリック」「攻撃的」と評されて嫌われるため、「今度は、あの人と話すのはやめよう」と思われ、交渉から外される可能性が男性よりも高いのだ。これは事実なので、受け入れるしかない。

納得がいかないかもしれないが、いわゆる女性らしく「温和に」かつ「戦略的に」交渉する術が、キャリアを選択したのであれば、必要なのだ[37]。

もっと具体的なアドバイスもある。

『LEAN IN』の著者であるシェリル・サンドバーグは、女性が活躍するための交渉スキルについて、研究者のアドバイスを数分間のビデオクリップにして配信するオンライン・サイトを提供している[38]。ここには、アメリカ式ではあるものの、たくさんのスキルを紹介するビデオが無料で公開されている。ぜひ、参照されたい。

たとえば、主語を「私」ではなく「私たち」にすることは効果がある。自分のチームのために交渉する方法を取ると、嫌われる可能性は低くなる。たとえば、女性外科医で手術症例が十分に与えられなかったとする。「後輩の女性外科医たちのためにも、ちゃんと手術ができる病院のポストが欲しい」などである。

　また、根拠を持って交渉することも効果的だ。「世の中の常識的には、この仕事にはこれぐらいの報酬が妥当」とか、「私の経験値であれば、これぐらいのポストが常識的だ」というように、世の中の常識と照らし合わせる方法を取るのもおススメのようだ。しかし、この方法の背景には、アメリカという風土があることを忘れてはいけない。日本では上手くいかない可能性もある。

　微笑みを浮かべながら温和に交渉する方法しか取れないというのは、「弱み」のように見えるかもしれない。しかし、考えようによっては、それは大きな「強み」になる可能性も秘めている。

　口うるさく攻撃せず、よく相手の話を聞き、共感を示し、「温和に」そして「戦略的に」問題解決できるのであれば、それに越したことはない。そうすることで、「あの先生は、よくこちらの話を聞く。そして絶対に攻撃的なことを言わずに、問題解決に至ることができる」という、大きな信頼を得られるかもしれないのだ。こういった、相手の話をよく聞く、意見が違っても攻撃をしない、共感の態度を取る、という交渉方法は男女問わず新しい世代のリーダーに必要な要素である。これからの新しい時代には、女性の資質がリーダーに適するようになる、と言われる所以でもある[37]。

「偏見と気づかれもしない偏見」と医療：Implicit Bias

　世の中には、「偏見と気づかれもしない偏見」がある。Implicit Bias、または Unconscious Bias と呼ばれるものだ。医療においては、患者の属性によってより良い医療を受ける患者属性と、より悪い医療を受ける患者属性があるというシステマティックレビューがある[39, 40]。

　医療従事者も、一般人と同様に「Implicit Bias：偏見と気づかれもしない偏見」を持っており、有色人種、貧困者、年齢（高齢者）、肥満の患者、薬物使用者、精神疾患患者などに対して質の低い診断、あるいは、手間を省いたための誤診や、それに起因した質の低い医療を提供するという傾向があると結論づけた研究が多かったのである。

　本人が気づかない偏見を、どうやって見破ることができるのかという疑問が湧くだろう。「僕（私）は、肥満の人に対して偏見なんか持っていませんよ」という医師にかぎって、無意識のうちに肥満患者に対してほかの患者よりも、手間を惜しむということがあるのである。しかし、これをどうやって証明するのか？

　同様に「僕（私）は、女性に対してステレオタイプを持ってなんかいませんよ」という人にかぎって、無意識のうちに女性に対して、手間を惜しんで手助けしない、ということをどうやって証明するのだろう？

「偏見」を診断するツール

　「Implicit Bias：偏見と気づかれもしない偏見」を、個人がどの程度持っているか、を診断するツールを開発しているのが心理学者研究チーム、Team Implicit である。NPO 法人であり、世界中の個人がこのテストを受けられるようにオンラインに公開し、研究を進めている。このチームが

提供しているのは、体重、セクシャリティ、肌の色、国家、ジェンダー、年齢、などに対する偏見とも気づかれない偏見を持っているか、をオンラインで診断する Implicit Association Test：IAT である [41]。もとは、1995 年に、ワシントン大学心理学教授のアンソニー・G・グリーンワルドが開発し、世界的に普及した。

先述した、医療者が「偏見と気づかれもしない偏見」を持っていることを明らかにしたシステマティックレビューの中の多くの研究において、IAT テストが使用されていた。

この IAT テストは、日本語でも受けることができる [42]。日本語対応しているのは、体重、セクシャリティ、肌の色、国家、人種、ジェンダー、年齢の項目である。

面白いのが、このオンラインテストの始めのページには「偏見と気づかれもしない偏見」を持っていることがわかってしまうことが多いため、この結果によりテストを受けた人がその事実を受け入れられずに、攻撃的になってしまうことが予測されるので、そうなりたくない人は受けないように、という注意喚起がなされていることである。

自分が気づいていないことに直面するのは、それが「あなたは実は偏見を持っている」という内容であればなおさら、これを受け入れるのは簡単なことではない。つまり、知らないほうが「安全」なのだ。

この手のステレオタイプにまつわる問題を、多くの人が直視したがらないのは、心理学的には常識のようだ。なので、このオンラインテストには警告がある。「知らないこと」つまり「安全域にいること」を選択する人のための警告である。

医師こそ Implicit Bias を知るべき

しかし、私は読者の方には「安全域」に逃げ込まないでほしい。一般人ではなく医療者、特に医師であればなおさらである。もしかしたら、あな

たの持つ「偏見と気づかれもしない偏見」は、「職場で女性医師に対して差別的であるかもしれない」というような狭い範疇のものではないかもしれない。もしかしたら、たとえば、肥満者や高齢者や貧困者といった患者の属性によって、無意識のうちに自分で診断の質を左右し、不平等な医療を行っているかもしれないのである [43]。これによる社会的インパクトは、実は非常に大きいということに警鐘を鳴らすために、これを明らかにする研究報告が増加している。世界的に人種が入り乱れ、高齢化する現代において、大きな社会問題なのだ。

　そのため、「Unconscious Bias」「Implicit Bias」というキーワードは、医療分野において今、注目を集めており、2015 年以降の研究論文の数が多くなってきている。そしてやはり、ここでも「人種の Implicit Bias による医学部入学試験差別」の問題 [44] や、「白人男性医師優位のリクルート」といった問題 [45] が明らかになりつつある。まさに、わが国でも明らかになった医学部入学試験における女子受験生と浪人生への減点問題と同じ範疇であり、この位置づけから考えれば、「差別」という表現を使用してしかるべきだろう。

パイプラインは、まだ漏れている：
Pipeline is still leaking

漏れるパイプラインとは？

　パイプラインとは、学歴の入り口と出口をパイプにたとえた表現である。そして、水漏れとは、女性が入り口から出口までの道のりで、なぜか外に漏れ出てしまう、ということに対する比喩表現だ。アメリカにおいて、1970年代から女子学生が理系（STEM分野：Science, Technology, Engineering, Mathematics）に進む比率が低く、大学で理系を専攻しても博士課程まで修了する女性は男性に比較して少ない、という現象があった。しかし、40年以上をかけて、現在、やっと「パイプライン漏れ」は止まったかのように見え出している[46]。

　アメリカの医学分野ではどうかというと、STEM分野と同等に、パイプラインの入り口における男女ギャップは既にないが、出口までの道のりにおいて「水漏れ」があることがAssociation of American Medical Colleges（AAMC）の調査でわかっている[47]。

　AAMCの2013〜14年の調査では、医学部入学希望者から卒業後のレジデント採用者における女性比率は46%と維持されているが、その後大学における教員つまり指導医は38%に減り、教授では21%に減り、学部長では16%まで女性の比率は減る。

　STEM分野の研究との差は、医学分野では学位を取った後のパイプラインについて重要視していることである。アメリカにおいて医学の学位を取ることは、大学院修了を意味するため、これは医学分野においては入り口に相当し、一般的な4年制大学の出口にあたる。さらに、医学分野における出口は、医学部の教授であったり学長であったりということを指しており、STEM分野の「水漏れはもうない」という状況とは単純に比較

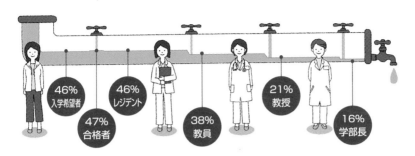

(Association of American Medical Colleges, 2013-2014)

できない。STEM 分野でも、出口を教授や学長に設定すれば、パイプは
まだ漏れている可能性がある。

　医学分野において、このパイプラインの漏れに関する研究論文は数多く
ある [48〜51]。

日本の医学部はパイプラインの吸い上げ時点で不具合

　文部科学省が作成した資料（平成 21 年度、24 年度）によると、医学
部博士課程の女性比率は 29.3％に対して、（博士課程を終えて採用される
ことになる）医学部教員の女性比率は 23.1％であった。諸外国との比較
では、EU と日本を比較している。EU においても、日本においても、職
位が上がるにつれて女性割合が減少する傾向は同じである。しかし、全体
的な女性の割合は EU が日本を上回っている。これは医学部だけのデータ
ではないが、准教授では日本が 22％、EU が 37％、教授では日本が
14％、EU が 20％である [52]。

　以上を踏まえると世界的に共通して、パイプラインはまだ漏れていると
いう現状である。やや悲観的にならざるを得ないが、この漏れはなかなか
止まらないだろう。女性研究者が抱える問題は、まさに女性医師が抱える
問題と同じだからであり、ジェンダー・ステレオタイプがここでも大きな
「足かせ」となっているからである。

日本においては、複数の医学部で、長年に渡る医学部入学試験における女子受験生に対する減点という、パイプの吸い上げの時点で不当な操作があった。その後の調査で減点などの不当な操作がなかった大学の医学部においても、パイプの吸い上げ時点で約30％であり、アメリカの46％（ほぼ半数）に比較すると低い。出口にたどり着く頃にはほとんどの女性医師がパイプの外に漏れ出してしまい、よもや10％に満たない。「あの優秀な女子学生たちは、いったいどこへ行ってしまったのか？」という思いが断ち切れない[51]。

女性全体の声は届いていない：
Women are underrepresented

意思決定機関における女性比率の割合は？

　ちょっと想像してみてほしい。もしも、日本のすべての大学の医学部において教授の半数が女性だったとしたら、2018年に発覚した医学部入試における女子受験生に対する減点はあっただろうか？　同じように、もしも、日本の内閣・国会議員の半数が女性だったとしたら、待機児童問題はここまで深刻だっただろうか？

　ここで強調したいのは、女性医師を「既婚・非婚」「子持ち・子なし」で分断することは大きな意味を成さない、ということである。全体として意思決定機関の半数を女性が占めなければ、個々の女性のニーズ・声は届かない。男性にもさまざまな人間がいるのと同様に、女性にもさまざまな人間がいて、ひとくくりにはできない。生活環境は個々人で全く異なるのは当然である。そして人生を通して考えれば、既婚が非婚になったり、子なしが子持ちになったり、子持ちが子なし同様になったり、個人の状況は刻一刻と変化するのである。細かく分断されたグループ同士の争いにフォーカスする前に、集団全体として「Well representation：よく代議されていること」が先決である。集団全体の声も届かないのに、さらに小さいグループの声が届くわけはないだろう。

　私は小児科医である。小児科専門医を取得・維持するために日本小児科学会という公益社団法人に所属している。医師の多くが、専門医の取得と維持を目的として、何らかの学会組織に所属しているだろう。そしてその組織には、学会員を「代議」する機関として理事会、代議員、評議員、各種委員会、といった学会の意思決定を行う機関が存在する。そこに、「女性医師は集団として十分に代議されているか？」という疑問が出てくる。

2018 年 10 月の時点での日本小児科学会員全体、理事会、各委員会の男女比を私は調べたことがある。会員全体に占める女性医師の割合は、36％でありこれが母集団である。理事会においては、女性医師は 12％であり、最高意思決定機関の女性比率はまさに団塊世代の常識そのままで、「10 人に 1 人、女がいればいい」が、まだまかり通っている[53]。さまざまな活動を行う各種委員会の女性比率は、全体で 20％であり、これも母集団の 36％を大きく下回る。

　さらに注目すべきは、特にわれわれ医師のプロフェッショナル・アイデンティティ、つまり専門医に関する意思決定機関・委員会における数字だ。母集団の女性比率 36％を代議しているとは言えない、10％程度という低い比率なのである。プロフェッショナル・アイデンティティに関する委員会とは、中央資格認定委員会（7％）、専門医制度運営委員会（11％）、試験運営委員会（9％）など、小児科専門医システムを司る機関である。

ペナルティーの「当たり前」化

　現在、研修医を含む 29 歳以下の若手医師の女性比率は約 35％である。専門医システムを司る意思決定機関の女性比率はどの組織でも 10％程度と推定できるが、そのようなアンバランスで、どうして男女公平な専門医研修プログラムが作成し得るだろうか？

　専門科によって、女性医師比率は異なるが、研修プログラムの整備基準も異なる。小児科では 3 年間で 6 カ月のみ認められる。これを逸脱する場合は、研修期間を延長する措置が取られる。外科では 120 日のみ認められる。このように、学会ごとに異なる基準を設けることは、賛成できない。なぜかと言うと、自由に選択する権利が奪われていると考えられるからである。男性は育児休暇を取らないため、「僕には関係ない」と、「研修プログラムの中断」に関する部分は読まない。女性医師は、専門科を決定する際に、中断に関する部分を見比べる。この時点で、すでに不公平なの

である。男性より女性の方が、調べるべき情報量が多くなる。そしてさらに、人気の研修病院で病院側が研修医候補を選べる場合、男性を好んで採用するということは今も昔も起こっている。特に、既婚女性医師や初期研修医期間中に出産した子持ち女性医師は、「やる気がないに違いない」とジェンダー・ステレオタイプを基に判断され、採用されにくい。このような暗黙の「当たり前のペナルティー」が、実は存在する。

　「ペナルティーの当たり前化」には、私たち医師の専門研修システムについての意思決定機関に、女性が10％程度しかいないことが、大きく影響している。少しでもジェンダー・ギャップを意識し、頭を使えば、これらの専門研修システムを担う意思決定機関の女性比率は母集団と同じでなければならず、今の数字が理論的に考えて低すぎるということは、医師の頭脳であればわかるはずだ。これに何の疑問も感じない「学会」という組織は、問題意識がなさすぎると言わざるを得ない。「何十年前の話だ？」と首をひねっているのは、私だけではあるまい。

男女共同参画の男女比は操作されている

　そしてそれを穴埋めするかのように、男女共同参画委員会だけは50％を超える女性比率である。これは見せかけだけの「言い訳」に過ぎない。男女共同参画は、男女比が必ずチェックされるので、見せかけを整えただけということがよくわかる。なぜかというと、他の委員会の女性比率は軒並み10〜20％程度で差があるからだ。

　このような見せかけだけを整えるのは、むしろ悪意があると取られても仕方ない。しかも、やる気になれば50％の女性を集めることが可能だということが、男女共同参画委員会の比率を見れば明らかである。努力すれば可能であるにもかかわらず、男女共同参画委員会以外の専門資格制度を含めた重要な意思決定機関には、女性を集めようと努力をしていないということだ。やはり、悪意があると言われても、もはや言い逃れはできないが、悪意というよりは、あまりにも何も考えていないというのが実情であ

ろう。

　しかし、これは何も日本小児科学会に限ったことではない。日本内科学会においても、理事会の女性比率は5％とさらに低く、女性会員が約40％の日本皮膚科学会理事会でも5％という低値である[53～55]。

　医師社会には、強いヒエラルキーが存在する。「意思決定機関のメンバーになるには、教授でなければならない」という暗黙のルールがある。そして、そのようなルールに基づいて行動する人（ほぼ団塊の世代であるが）は、「教授クラスの女性がいないから、10％なのは仕方がない」という言い訳をする。学会という組織の存在意義、そして目的は何なのか？「学会運営は、学会員の公平さを担保するべきである」というビジョンがあれば、そのような固定観念や既存のルールは変われるはずだ。このような暗黙・既存のルールを今日まで貫いてきた団塊世代の責任は大きく、次世代に不平等・強いヒエラルキー構造を、遺産として残したことになる。

　国政においても同様である。人口の50％が女性であるにもかかわらず、日本の内閣・国会の女性比率があまりに低いことは、周知の事実である[56]。
　日本の国会議員（衆議院）に占める女性議員の割合は10.2％で、先進7カ国（G7）の中では断トツの最下位、G20首脳会議構成国でも最下位だ。列国議会同盟が対象とした189カ国中では163位と、先進国で唯一100位以下である[57]。
　私たち日本社会のジェンダー格差は「何十年前の話だ？」という「団塊世代の常識レベル」に留まり続けており、よもや女性が暮らしやすい社会が築かれているとは言えない状況がずっと続いている。

女の敵は女？：Queen Bee Phenomenon 「女王バチ現象」とは？

あなたのそばに必ずいる女王バチ

あなたの周囲にベテラン女性医師で「怖い雰囲気」があり、権力を振りかざす、まるで「女王バチ」のような人物はいないだろうか？　周りの人から、まるで腫れ物を触るかのように扱われる女性である。

この「女王バチ現象」は、頻繁に起こる。

ここで言う「女王バチ」とはどのような人かを説明しよう。

- リーダー的なポジションにいる中堅以上の女性医師
- ほかの女性医師と身体的にも精神的にも距離を置き、仲良くしない。
- 若手女性医師のキャリアを応援せず、足を引っ張り、意地悪をする。
- 男性医師と同じような働き方をし、自分はそれができているから、ほかの女性医師よりも優れていると思っている。
- それができない女性医師を無能だと思っている。
- ジェンダー・ステレオタイプ（男性優位社会構造）をさらに強調する。
- 自分が唯一の価値ある女性だと思っている。

どうだろう。思い浮かぶ顔が、2〜3人は必ずいるのではないだろうか？

女王バチが出現する理由

なぜ、このような現象が頻繁に起こるのだろう？　「女王バチ現象」にも、ジェンダー・ステレオタイプが大きく影響しているという [58〜60]。

まず、リーダーシップ・ポジションに就く女性医師が少ないことが要因である。そして、もう一つの要因は、性的役割分担の固定観念である。ジェ

ンダー・ステレオタイプにより、女性医師の多くは家事や育児などの負担があり、リーダーシップ・ポジションに就くためには、多くの物事を犠牲にしなければならない。そのような「男性優位社会」で、女性が肩ひじを張ってキャリアを継続しなければならない状況に陥り、周囲の男性になめられてはいけないと思うがゆえに、「女王バチ」が出現すると考えられている。

　全体の半数以上を女性が占める環境では、あまり「女王バチ現象」は起こらない。女性が働きやすい環境を、女性同士が協力し、知恵を出し合って獲得していくことが可能な環境だからである。そして、キャリアを積むことができて、リーダーシップ・ポジションも多くの女性に開放されていれば、誰も「女王バチ」にならずとも、活躍できる安心感があるからである。

女王バチを生み出さないために

　「女王バチ」の存在は、若手女性医師には想像以上の悪影響がある。優秀な若手女性を「女王バチ」が目の敵にして潰してしまうからである。まさに、針で刺すかのように「あの女性は、私と違ってやる気がない。仕事をなめている」と、いじめて相手の精神状態を不安定にし、キャリアの芽も奪ってしまう。

　そして「女王バチ」は、女性全体にとっても悪影響がある。「女王バチ」は、ジェンダー・ステレオタイプをさらに強めるような行動を取るからである。「女王バチ」は、男性優位社会の中で、自分が唯一の優秀な女性であることを重んじるため、女性全体のために尽力するような代表者としての行動は取らないからである。

　いずれにせよ、このような「女王バチ」の行動は、医師として医療を提供する者としてあるべき姿ではない。私たちの職業に期待されることは、病気の人を癒すという使命であるはずだ。それなのに、若い女性をいじめ

て意欲を奪うというような、人徳のない短絡的思考を持つ「女王バチ現象」が、実は医師社会に頻発している。

　なので、女性医師をリーダーに置くときに「女王バチ」を選んではいけない。しかし、選択肢になるまで残っている女性医師は、「女王バチ」しかいない、という声をよく聞く。

　私たちがやらなければならないことは、「女王バチ」を生み出さないことである。それには、まず「女王バチ現象」について知らなければならない。なぜ、このようになってしまうのか？「女王バチ」になってしまった個人にも「思考停止」「短絡思考」というある程度の責任はあるだろう。しかし、やはり個人の責任だけではないということが、社会学や心理学の研究からわかっている。ならば、まずはそれを知って、周りにも伝え、集団で予防することが肝心だ。
　そして、自らがリーダーに選ばれる「選択肢の一人」として、キャリアの道に残ることを目標にするということも大事だろう。「女王バチ」を生み出さないためには、「女王バチではない女性」の頭数を増やさなければならないのだ。

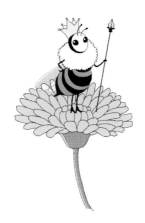

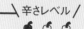

女性医師の間の深い溝（ギャップ）とは

■ 医師のアイデンティティ v.s. 女性のアイデンティティ

「時短勤務で責任ある仕事をしないママ女医にモヤモヤする」
「この気持ち、どうせ子どもがいない独身女医にはわかるわけないよね」

　多くの女性医師が、一度は職場でこのようなモヤモヤを抱いたことがあるのではないだろうか。本書の第1章「女性同士で戦ってはいけない、戦わせてはいけない」にあるように、子持ちと子なしの間での争いは珍しいことではない。そもそも、女性同士でなぜこれほどまでに深いギャップができるのだろうか？　その理由を探すためには、医師のアイデンティティ（自己）形成の過程を知る必要がある。松井らは、日本の女性医師を対象にしたアイデンティティ形成についての質的研究により、女性医師が苦しみ、そして見て見ぬ振りをしてきた葛藤を明らかにしている [1]。

　以下はその要約だ。
- 女性医師は、医師になると「医師であることが個人より優先」という医療界の価値観が染み込み、個人のアイデンティティ形成は中断。家庭を優先する既婚の女性医師に嫌悪感を抱く。
- 研修の達成感を得た後、出産できる年齢について心配し始め、「結婚して母親になる」というジェンダー・ステレオタイプに合わせた個人のアイデンティティ形成に意識が向く。
- 結婚・出産を経験すると、家庭を優先し仕事を制限することに罪悪感を抱き、自己肯定感を持てなくなる。また妻や母という個人のアイデンティティを、非婚女医には理解されないと考える。
- 一方で、非婚の女性医師は「結婚して母親になる」というジェンダー・ステレオタイプに合わない自身に不全感を抱きはじめる。
- 既婚の女性医師と、非婚の女性医師との間にある対立や区別意識により、

両者のギャップが生まれる。
- このギャップは、性別による役割や医師としての価値観に多様性を認めない、二項対立的な価値観によって作られている。

　おわかりだろうか。女性医師間のギャップは女性医師が作り出したものではない。既婚の女性医師は医師としてのアイデンティティ形成において少数派であり、非婚の女性医師は女性としてのアイデンティティ形成において少数派となってしまう。現状では、女性医師は医師のアイデンティティと女性のアイデンティティとの間で引き裂かれ、どう頑張っても欠落感を持たざるを得ない。この2つのアイデンティティが相容れないのは、組織そして社会の欠陥ではないだろうか。

男性医師のアイデンティティ

　ここでさらに、現在は多数派である男性医師のアイデンティティ形成についても考えてみたい。男性は一般的に「仕事＝自己」という強固なアイデンティティが確立されており、社会人になってから定年を迎えるまで、大半の男性はそれを疑うことはない[2]。女性と比較すると葛藤や起伏が少ないから楽かというと、決してそうではない。一つのアイデンティティに依存している状態は逃げ場がないのである。また、女性は嫌でも「働き続ける意味」を考えさせられる状況に置かれるが、男性は「なぜ働くのか？自分にとって仕事とは何か？」と考える機会がほとんどない。そのため、病気など何らかの理由によりフルタイムで働けなくなったときや定年を迎えたときにアイデンティティが一気に崩れる危険すらあるのだ。

　これからは男性の家庭進出・育児参加が進み、男性医師も医師以外のアイデンティティ形成を迫られることが予想される。そのとき、**男性医師が現状の女性医師のように「仕事か家庭か」という二項対立的な価値観に引き裂かれないように、男性医師こそが当事者意識を持って多様性を認める**

職場を目指してほしい。

■引用・参考文献
1) Matsui T. et al. Professional identity formation of female doctors in Japan？gap between the married and unmarried. BMC Medical Education. 19, 2019.
https://bmcmededuc.biomedcentral.com/articles/10.1186/s12909-019-1479-0
2) 田中俊之．男がつらいよ：絶望の時代の希望の男性学．東京，KADOKAWA，2015，224p.

（浅川麻里）

女性同士で戦ってはいけない、戦わせてはいけない

「子持ち」と「子なし」で起こる分断

悲しいことだが、女性同士で戦うことが、実は多い。

熊本県議員の緒方夕佳さんが、2017年11月に7カ月の長男を連れて議会に出席しようとして大きな話題を呼んだ[61]。彼女は日本社会に大事な一石を投じたのだが、男性からだけでなく女性からも辛辣な非難を浴びせられた。

このようなことは、頻繁に起こる。特に女性がジェンダー・ステレオタイプから外れる行動を取ると、実は同じ女性から辛辣な非難が起こるのである。女性同士の非難は、理不尽なものでさえ、妙な「お墨付き」効果を生んでしまうため影響は大きい。しかし、女性といっても、いろんな人間がいてひとくくりにはできないのは当然だ。女性はいつでも一枚板というわけではない。そして、メディアはこの類の「女同士のいがみ合い」が大好物だ。たいてい、過剰に報道してわれわれを煽る。

中学生から高校生ぐらいの女子は、小さなグループを作り、毎日互いにいがみ合いをする。精神的に未熟だということもあり、学校で女子同士の仲たがいが日常茶飯事だということは想像しやすいだろう。しかし、嘆かわしいことに社会人、特に医師になっても基本的には同じのようだ。

成人していい年になると、いつも「子持ち」と「子なし」で戦わされて、女性の分断が起こっている。女性医師の場合、「子持ち」と「子なし」が戦う理由は労働負担である。「子持ち」が当直をしない分が、「子なし」に負担として回ってくるから、けしからん、という思考のせいである。理論的に考えると「子持ち」女性医師が当直しない分が、そのまま直接「子なし」女性医師の負担になっているわけではない。その夫が医師である確率が74%であるが、夫が子育て負担を担わない分が、当直労働負担として

妻の勤務先に回ってきているとも考えられ、社会全体の問題のはずである。

　そしてさらに、労働負担のバランスを采配する責任は、病院の管理者にある。被雇用者個人ではない。なのに、なぜ個人で争うのだろう。

　背景にある医師不足・配置の偏在という国家レベルの問題を、個人の戦いにしてしまうことが、そもそもの間違いである。しかし、日常レベルでは、われわれは短絡的思考に陥りやすい。

　一方、男性医師の「子持ち」と「子なし」の戦いは、あまり聞いたことがない。

　これは、医師社会全体に男性の占める割合が大きく、いろんな男性医師がいるということが実感されていることや、「子持ち」の男性が働くことは当たり前で、「子持ち」の女性が働くことが当たり前とみなされないことが原因だと考えられる。

　女性医師はマイノリティであるがゆえ、子持ちの女性を「中途半端」と非難し、分断が生じる。そしてまた、われわれ日本人は、「子持ち」と「子なし」の女性医師が、お互いの経験を遠慮なく語り合うことが、実はほとんどないということが、ある研究でわかっている[62]。

　ここでもやはり、ジェンダー・ステレオタイプが問題のようだ。ジェンダー・ステレオタイプにとらわれるがゆえ、私たちは、力を合わせることよりも、いがみ合って力を削ぎ落し合う道を愚かにも選んでしまっている。

メリットのない内輪もめをしている場合ではない

　この分断は、私たちにとって何のメリットもないことに気づき、一刻も早く終わらせなくてはならない。「子持ち」集団の子どもだって、いつまでも子どもではないのだ。いずれ子どもが巣立てば立場は一緒で、「ひっくるめて女性医師」だ。「子なし」の女性も、長い人生、どのタイミングで「子持ち」になるかはわからない。

　力を合わせて、女性全体の声が届く医師社会をまず築くことが先決である。男性と同じように、いろんな女性がいるわけで、決してひとくくりにはできない。多様性のある雇用システムを生み出せる、リーダーシップを発揮する女性の割合を全力で増やしていかなければならない。医師社会の意思決定機関の多くが、たった10％の女性医師でしか構成されていないのだ。そのような低い割合で、女性医師全体の声すら届いていない現状だということを、しっかり認識すべきだ。内輪もめしている場合ではない。私たち医師社会の、ありとあらゆる意思決定機関の女性比率が50％近くまで上がって初めて、いろんな女性の声が届き始める。前述した「自信のなさ」や「交渉しない」などのジェンダー特性を持った女性全体の声が届き始める。もしも「子持ち」と「子なし」の戦いが、女性全体の声が届いてもなお、必要であればやればよい。順番が逆なのだ。

　前述の、熊本県議員の緒方夕佳さんの件にしても、同じである。日本の女性議員の割合は、世界最低レベルである[57]。女性同士で内輪もめしている場合ではない。まずは、女性代弁者の比率が50％になることが、社会のあるべき姿である。これが実現しない限りは、ジェンダー・ステレオタイプから自由になる日は来ない。

無理難題を押し付け続ける日本社会

　しかし、そもそもの議論を忘れている。このような「戦い」がある背景は何か？　仕事よりも家庭を優先する女性を「中途半端」と言うが、では、家庭がある女性はどうすればよいのだろうか。「子どもに、ネグレクトという虐待をしろと？」「すべてベビーシッターに任せれば解決するのか？」、そしてそもそも「そのような環境で、日本の子どもたちは心身ともに健康に育つのか？」という疑問が出てくる。

　無理難題を押し付ける側に回るか、押し付けられる側になるのか。このような「戦い」をせざるを得ない背景は何なのだろうか？

授業参観、運動会などに参加するため、年休を取って家庭行事を優先したり、子どもの病気で休みを取ったりすると「そんなことのために仕事を休むなんて信じられない」という、50年前の常識がまだ健在である。しかし、これは「そんなこと」と言われるような「恥ずべき」ことでも、「信じられない」ことでもない。現状では、家庭での責任をしっかり果たそうとする「普通の、まともな社会人」に対して、それが男性であれ女性であれ、「仕事に対してやる気がない」という意味不明の評価を下して疑問を持たないのが私たちの日本社会だ。こんな社会では、子どもがいなくなるなるのは、当たり前である。

　日本の社会は、なぜこれほどまでに子どもを「煩わしいもの」扱いし、経済活動を最優先するのだろうか。こんなにも、家族と子どもを大事にできない社会で、私たちはどうやって幸せを感じられるのだろうか。医師ならば誰もが知っている、日本の年齢別死因の15歳から39歳までの第一位は「自殺」である[63]。そして児童虐待は、年々増え続けている[64]。これは偶然ではない気がしてならない。

引用・参考文献

1）キャティー・ケイ＆クレア・シップマン．なぜ女は男のように自信を持てないのか：THE CONFIDENCE CODE, THE SCIENCE AND ART OF SELF-ASSURANCE- WHAT WOMEN SHOULD KNOW．田坂苑子訳．東京，CCCメディアハウス，2015，312p.
2）Reuben E. Confidence Game. Last modified November 22, 2011. Columbia University Business School Journal, Ideas at Work.
3）Columbia Business School. Men's honest overconfidence may lead to male domination in the C-Suite. Nov 28, 2011.
https://www8.gsb.columbia.edu/newsroom/newsn/1879/mens-honest-overconfidence-may-lead-to-male-domination-in-the-csuite
4）Muthukrishna M, et al. Overconfidence is universal? Elicitation of Genuine Overconfidence (EGO) procedure reveals systematic differences across domain, task knowledge, and incentives in four populations. PLoS ONE. 13（8），2018, e0202288.
5）Beyer S. Gender differences in causal attribution by college students of performance on course examinations. Current Psychology. 17（4），1998, 446-58.
6）Barber BM, Odean T. Boys will be Boys: Gender, Overconfidence, and Common Stock Investment. Q J Econ. 116（1），2001, 261-92.
7）Sapienza P, et al. Gender Differences in financial risk aversion and career choices are affected by testosterone. Proceeding of the National Academy of Sciences of the United States of America. 106（36），2009, 15268-73.
8）Coren LA, et al. Testosterone and Financial Risk Preferences. Evol Hum Behav. 29（6），2008, 384-90.
9）Kimberly A, et al. Gender and the self-presentation of academic achievement. Sex roles. 27. 1992, 187-204.
10）Heatherington L, et al. Two investigations of 'female modesty' in achievement situations. Sex roles. 29, 1993, 739-54.
11）Heatherington L, et al. How'd you do on that test? The effects of gender on self-presentation of achievement to vulnerable men. Sex roles. 45, 2004, 161-77.
12）Flynn J, et al. Four Ways Women Stunt Their Careers Unintentionally. Harvard Business Review. 2011, Oct 19.
https://www.flynnheath.com/wp-content/uploads/2019/07/HBR_Four-Ways-Women-Stunt-Their-Careers-Unintentionally.pdf
13）シェリル・サンドバーグ．LEAN IN（リーン・イン）：女性、仕事、リーダーへの意欲．村井章子訳．東京，日本経済新聞出版社，2013，304p.
14）TED Talk with Sheryl Sandberg: Why We Have Too Few Women Leaders.
https://leanin.org/education/ted-talk-why-we-have-too-few-women-leaders
15）Clance PR, Imes S. The imposter phenomenon in high achieving women dynamics and therapeutic intervention. Psychotherapy: Theory, research and practice. 15（3），1978, 241-47.
16）Neureiter M, Traut-Mattausch E. An inner barrier to career development: preconditions of the imposter phenomenon and consequences for career development. Front Psychol. 48, 2016.
17）Oriel K, et al. Family medicine residents and the impostor phenomenon. Family medicine. 36（4），2004, 248-52.
18）Legassie J, et al. Measuring Resident Well-Being: Impostorism and Burnout Syndrome in Residency. J Gen Intern Med. 23（7），2008, 1090-4.
19）Enns MW, et al. Adaptive and maladaptive perfectionism in medical students: a longitudinal investigation. Med Educ. 35（11），2001, 1034-42.
20）TED Talk with Amy Cuddy : Power Posing: Change Your Body to Change Your Mind.
https://www.bing.com/videos/search?q=ted+talk+with+amy+cuddy

21) Curran T, Hill AP. Perfectionism is increasing over time: A meta-analysis of birth cohort differences from 1989 to 2016. Psychol Bull. 145 (4), 2019, 410-29.

22) Seeliger H, Harendza S. Is perfect good ? : Dimensions of perfectionism in newly admitted medical students. BMC Med Edc. 17, 2017, 206.

23) Frost RO, et al. The dimensions of perfectionism. Cognit Ther Res. 14 (5), 1990, 449-68.

24) Srander FW, et al. Authentic leadership as a source of optimism, trust in the organization and work engagement in the public health care sector: original research. SA Journal of Human Resource Management. 13 (1), 2015, 1-12.

25) Harvard Business Review. HBR's 10 Must Reads on Emotional Intelligence. Harvard Business School Publishing Corporation, 2015, 178p.

26) Zackergerg M. Facebook.
https://www.facebook.com/zuck/posts/10104521556636051

27) Toni S, et al. An integrated process model of stereotype threat effects on performance. Psychological Review. 115 (2), 2008, 336-56.

28) Danaher K, Crandall CS. Stereotype Threat in Applied Settings Re-Examined. J Appl Soc Psychol. 38 (6), 2008, 1639-55.

29) Shapiro JR, et al. The Role of Stereotype Threats in Undermining Girls' and Women's Performance and Interest in STEM fields. Sex Roles. 66, 2011, 175-83.

30) Good C, et al. Problems in the pipeline: Stereotype threat and women's achievement in high-level math. J Appl Dev Psychol. 29 (1), 2008, 17-28.

31) Babcock L, et al. Nice Girls Don't Ask Women negotiate less than men- and everyone pays the price. Harvard Business Review Oct. 2003.
http://tracey-carr.co.uk/wp-content/uploads/2012/05/Nice-Girls-Dont-Ask.pdf

32) McGinn K, Tempest K. "Heidi Roizen". Harvard Business School Case Study #9-800-228. Boston, Harvard Business School Publishing, 2009.

33) Brescoll VL. Who takes the floor and why: Gender, power, and volubility in organizations. Administrative Science Quarterly. 56 (4), 2011, 622-41.

34) Bligh MC, et al. Competent enough, but would you vote for her? Gender stereotypes and media influences on perceptions of women politicians. J Appl Soc Psychol. 42 (3), 2011, 560-7.

35) Heilman ME, Okimoto TG. Why are women penalized for success at male tasks?: Theimplied communality deficit. J Appl Psychol. 92 (1), 2007, 81-92.

36) Heilman ME, et al. Penalties for Success: Reactions to Women Who Succeed at Male Gender-Typed Tasks. J Appl Psychol. 89 (3), 2004, 416-27.

37) Kreidy C, Vernon L. An Analysis of Women's Leadership Styles: How They Shape Subordinate Perceptions of Female Leaders. FAU Undergraduate Research Journal. 7, 2018, 38-45.

38) Negotiation for Women (4 videos).
https://leanin.org/education/negotiation-pays-negotiate

39) Hall WJ, et al. Implicit Racial/Ethnic Bias Among Health Care Professionals and Its Influence on Heath Care Outcomes: A Systematic Review. Am J Public Health. 105 (12), 2015, e60-76.

40) FitzGerald C, Hurst S. Implicit bias in healthcare professionals: a systematic review. BMC Med Ethics. 18 (1), 2017, 19.

41) Harvard Implicit Association Test.
https://implicit.harvard.edu/implicit/takeatest.html

42) IAT テストホームページ．https://implicit.harvard.edu/implicit/japan/

43) Johnson TJ, et al. The impact of Cognitive Stressors in the Emergency Department on Physician Implicit Racial Bias. Acad Emerg Med. 23 (3), 2016, 297-305.

44) Capers Q 4th., et al. Implicit Racial Bias in Medical School Admissions. Acad Med. 92 (3), 2017, 365-9.

45) Johnson TJ, et al. Implicit Bias in Pediatric Academic Medicine. J Nati Med Assoc. 109 (3), 2017,

156-63.

46）Miller DI, Wai J. The bachelor's to Ph.D. STEM pipeline no longer leaks more women than men: a 30-year analysis. Front Psychol. 17 (6), 2015, 37.

47）The State of Women in Academic Medicine. 2013-2014. Association of American Medical Colleges. https://store.aamc.org/downloadable/download/sample/sample_id/228/ (reproduction form available www.aamc.org/91514/reproductions.html.)

48）Carr PL, et al. Recruitment, Promotion, and Retention of Women in Academic Medicine: How Institutions Are Addressing Gender Disparities. Women's Health Issues. 27 (3), 2017, 374-81.

49）Paulus JK, et al. Where is the leak in the pipeline? Investigating gender differences in academic promotion at an academic medical centre. Perspect Med Educ. 5 (2), 2016, 125-8.

50）Ysseldyk R, et al. A leak in the academic pipeline: Identity and health among postdoctoral women. Front Psychol. 10, 2019, 1297.

51）Andrews NC. The other physician-scientist problem: Where have all the young girls gone? Nature Medicine. 8 (5), 2002, 439-41.

52）文部科学省．資料 2-2 関連データ（人材政策）　3．女性研究者 http://www.mext.go.jp/b_menu/shingi/gijyutu/gijyutu22/siryo/__icsFiles/afieldfile/2014/09/16/1351707_6.pdf

53）日本小児科学会．役員一覧表．2019 年 4 月 1 日現在． https://www.jpeds.or.jp/modules/about/index.php?content_id=7

54）日本内科学会．2019 年度　理事・監事・委員等一覧． https://www.naika.or.jp/jsim_wp/wp-content/uploads/2019/06/riji_kanji_iin2019.pdf

55）日本皮膚科学会．役員構成． https://www.dermatol.or.jp/modules/about/index.php?content_id=6

56）第 4 次安部第 2 次改造内閣閣僚等名簿．首相官邸．2019 年 9 月現在． https://www.kantei.go.jp/jp/98_abe/meibo/index.html

57）Inter-Parliamentary Union. New Parline: the IPU's Open Data Platform (beta). Percentage of women in national parliaments 2019 年 9 月現在． https://data.ipu.org/women-ranking?month=9&year=2019

58）Derks B, et al. Do sexist organizational cultures create the Queen Bee? Br J Soc Psychol. 50, 2011, 519-35.

59）Derks B, et al. The queen bee phenomenon: Why women leaders distance themselves from junior women. The Leadership Quarterly. 27 (3), 2016, 456-69.

60）Ellemers N, et al. The underrepresentation of women in science: differential commitment or the queen bee syndrome? Br J Soc Psychol. 43 (3), 2004, 315-38.

61）文春オンライン編集部．"子連れ市議"緒方夕佳さん激白「あの日の行動はまったく後悔していません」渦中の熊本市議が、すべての疑問と批判に答える． https://bunshun.jp/articles/-/5143

62）Matsui T, et al. Professional identity formation of female doctors in Japan - gap between the married and unmarried. BMC Medical Education. 19, 2019, 55.

63）厚生労働省．第 8 表　死因順位．2019 年 9 月現在． https://www.mhlw.go.jp/toukei/saikin/hw/jinkou/suii09/deth8.html

64）厚生労働省．児童虐待の現状． https://www.mhlw.go.jp/seisakunitsuite/bunya/kodomo/kodomo_kosodate/dv/dl/about-01.pdf

第 **2** 章

「結婚・パートナー・子育て」で
自分自身を乗り越える

「私がやらなきゃ」は本当なのか？

完璧を目指して獅子奮迅する女性医師

　女性医師は、家庭でも「完璧主義」である傾向が強い[1]。医学的知識があるためか、医師としての職業病か、家庭においても高品質の「衣・食・住・教育」を目指す。衣服の品質に気を使い、健康的な食事を準備する。清潔でセンスの良い住環境を整え、子どもには最高の教育を提供したいと考える。そのため、多忙を極めてしまうが、自分自身が「悲鳴を上げること」を許さず「最高の母親」を目指して獅子奮迅する。

　しかし、決して口にできないが、私自身は時々（いつも？）こう思うことがある。

「私は子育てが嫌いだ」
「子育てほど面倒くさいことはない。仕事をしているほうがずっとましだ」
「家事なんか、やらなくていいなら全然やりたくない。私だって、奥さんがほしいわ」
「そもそも、両立とか、したくないし」
「当直って、家にいるより楽だよね」

　家庭を持つ女性医師なら、誰しもこんなことを考えるだろう。
　私たち自身（40代）が子どもだった頃、親世代（70代）、特に働く母親に、全く同じように言われた経験のある人も多いのではないだろうか。団塊世代の働く女性は、われわれ以上のストレスを抱えていたと推測される。私自身、子どもの頃に教師であった母親から「子どもなんか産まなければよかった。あんたも仕事するなら、子どもは産まないほうがいいよ」と言われ、そのときは傷ついて反抗もしたが、彼女のストレスは極限だったのだろうと今は思える。父親は、これまた典型的団塊世代の企業戦士で、

全く家にいなかった。彼女のおかげで、私自身は自分の子どもに直接このような言葉を浴びせないように気をつけることができている。

それは本当にあなたが直接やらなければいけないことか？

「主婦」という言葉がある。近代になってこそ、主婦とは家庭内労働を担う人という意味を持つが、もともとは「一家の女主」という意味だそうだ。そして、女主は「家政」を担うのである。つまり、家の中の政治である。家内の政治を司り、指示を出すのが女主の役割であったという [2]。前近代的な由緒正しく裕福な、使用人がいるような家庭の話であるが、非常に参考になる。

女性医師は、高品質な家庭環境を目指しているだろう。しかし、直接自分が手を下す必要のあることと、直接自分がやらなくてもよいことを仕分けるという、「家政」をするべきだと思う。ただでさえ、医師という仕事に、頭も体も心も時間もかけなければならないのである。フルタイムの仕事を持つ母親は、フルタイム3人分の仕事量をこなしている、と言われる。全部の仕事を直接自分でやっていたのでは、体が2つでは足りないのだ。体が3つないと、こなせない仕事量ができてしまうほど、器用で能力の高い人が多いのが女性医師の特徴である。その類まれなハイパー・パフォーマンスで何とかこなしてしまうが、時には体調も壊すだろうし何よりストレスフルである。家庭生活が全く楽しめない心理状態に陥っても、不思議ではない。

事実、アメリカの研究において、93％の既婚女性医師がワーク・ファミリー・コンフリクトによるストレスを抱えており [3]、バーンアウトのリスクが高い。「ああ、こんなに、やってられないわ！　もう仕事辞める！」と燃え尽きるのである。さらに思いつめると、「私は何のために生きているのか。こんなに報われないなら死んだほうがましよ」となる。事実、女性医師の自殺率は一般女性の4倍に上るという結果もある [4]。このような結果を見ると、何とも胸が苦しく、ものすごく悲しくなる。ここまで思

いつめる前に、何とかできないものか。

まずは家庭での指揮監督から

　自分で直接やるのではなく「家政」という指揮監督を担う、という選択肢がある。病院長になってみたつもりで、リーダシップ・マネジメントの練習を家庭内でしてみてはどうか。

　うちの家庭運営の方針は、こうである。そのミッションを完遂するためには、この分野にはこれだけの予算をかけて、これだけの品質を担保する。その代わり、こちらの分野は予算を削り、品質は妥協するなど、まさに「○○長」としての役割である。

　そして、そのために必要な人材（親、パートナー、子どもたち、家事代行サービスなど）を確保し、教育する。目的に合わせて、外部サービスを活用する。そして「家政」を担う自分自身は、できるだけ直接手を下さない、という方法もあるのである。

　「家政」という大きな視点に立たなければ「オムツの換え方がなってない」「洗濯物の干し方がいまいち」「洗った茶碗に米粒がついている」などと、小さなことに目が行き「やっぱり、任せられない！」と、パートナーや子どもたちの家事能力を鍛える機会を奪ってしまい、自分が直接やらないといけない悪循環に陥る。ストレスが増えて、精神的にもつらくなっていく。

収入の減少は自信の低下につながる

　また、精神的ストレスは、自分自身の収入が減ることにも起因していると思われる。

　「家庭があるから、仕事は控えめに」と、収入の低いポストに就く女性医師は多く存在する[5～9]。本来ならば、高い収入を得られるはずなのに、

家庭内労働という不払い労働に駆り出されている状況である。これは社会的人員配置ミスとも言える。プロとして得られるはずの高い生産性、収入を放棄することであり、この損失は、社会にとっても家計にとっても、また自分自身のメンタルヘルスにとっても非常に大きい。先に述べた、特に金銭的な「交渉をしない」特徴が女性にはあるため、自分の収入が減少することに対して許容してしまう習性があることも関連する。しかし、収入が減ることは自信の低下にもつながり、実はお金は一番の肝なのである。

　家庭内労働を女性医師が担うのが、悪いことだと言っているのではない。自分にとって経済的・精神的損失が大きく、社会にとっても損失が大きいと認識したうえで、選択する余地があるということだ。

　その選択はパートナーやほかの誰の意志でもなく、自分の意志で選択するべきだ。そうでなければ、何年も経ってから「あなたのせいで私はこんな選択をした」と、パートナーや子どもたちに恨みごとを言いたくなってしまっては、誰もハッピーにはならない。

　「旦那さんのために」「子どもたちのために」と、思い込んでしまってはいないか？　実はパートナーは家庭内労働を完璧にやってほしいなどと思っていないかもしれないのではないか？　ストレスを抱えて不機嫌に獅子奮迅されるよりは、やりがいを持って医師として活躍してほしいと思っていないか？　そんなことを、深く掘り下げて話し合ったことすらないのではないか？　思い込みを取り払ったら、本来のあなたの意志は、どこにあるのか？　考えてみてほしい。

　パートナーや子どもたち、自分自身にとって Win-Win の結果になる最善の選択を考えていくことは、どの家庭にとっても必要なことだろう。時間はかかっても、今一度よく考え、自分自身と相手の意志を尊重し、お互い正直に話し合う時間が必要なのだ。

「子ども」と結婚したのではない、「大人の男性」と結婚したのだ：A Real Partner

> **あなたは靴下をいつも拾っていないか？**

　女性医師のパートナーの、約 74％は男性医師である [10]。

　性的役割分担の固定観念は、男女問わず同じように刷り込まれている。家庭内労働は女性の役割とみなされており、このようなジェンダー・ステレオタイプが社会全体に深く根差していることは既に述べた。医師同士の夫婦であっても、そうでなくても、現実は女性が多くの家庭内労働を担っている。総務省統計局が公表している平成 28 年社会生活基本調査の結果によると、10 歳以上の平均では、男性が家事に割く時間は 19 分であるのに対して、女性は 2 時間 24 分であった（**図 1**）[11]。

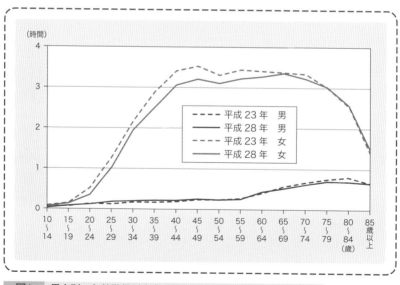

　図1　男女別、年齢階級別家事時間：週全体（平成 23 年、28 年）

［総務省統計局「平成 28 年社会生活基本調査：生活時間に関する結果」より］

　そして、結婚後に女性の家事時間は1時間から5時間へと、約5倍になってしまうのだ(図2)[12]。そして5倍に増えた家事負担は不払い労働であり、普通に考えると女性にとって結婚するメリットは全くない。それに比べて、男性の家事時間は30分から50分に伸びるだけだ。無報酬で働く人間が手に入るのだから、男性にとって結婚するメリットは十分ある。しかも、女性医師は家の外からも収入を得るのだから、最高に都合の良い労働者である。

　たとえば、あなたのパートナーは、靴下を部屋に脱ぎっぱなしにするだろうか？　そして、あなたはその脱ぎ捨てられた靴下を、拾って洗濯するだろうか？

　私たちは、「子ども」と結婚したのではない。「大人の男性」と結婚したのである。しかし、いつの間にか、自分自身でも女性の役割だと思い込んで、「旦那さんのために」脱ぎ捨てられた靴下を拾って洗濯する状況に陥り、

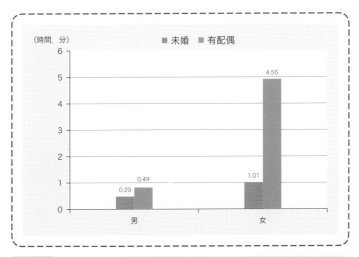

| 図2 | 男女別、配偶関係別家事関連時間：週全体、15歳以上（平成23年、28年） |

［総務省統計局「平成28年社会生活基本調査：生活時間に関する結果」より］

実は「何で私が？」と思っていないか？

　食事の準備も同じである。いつからか、急いで「旦那さんの」食事を準備することに慣れきってしまって、疑問にも思わなくなっていないか？子どもは食事を自ら調達できない。なので、子どもの食事を調達することは、疑いなく親の役割である。

　しかし、パートナーは大人である。ご自分の食事は「ご自分で」調達できるのである。飢える心配はしなくてよい。つまり、パートナーの食事の調達を、わざわざ超多忙な女性医師が自ら買って出る必要はないのだ。

靴下を拾い続けるのは、もう終わりにしよう

　こんなふうに書くと、「夫婦なんだから、そんな冷たいことを」と思うかもしれない。しかし、パートナーを「大人」として扱うことに慣れなければ、そのうち子どもが巣立ってしまったその先は、「晩年離婚」という結末になってしまう。子どもの面倒を見るついでに、パートナーの面倒を見ていたあなたは、子どもの面倒を見る必要がなくなった時点で、パートナーの面倒を見ることに何の意味も見出せなくなってしまわないだろうか。そのときになって「これから一生、この人の靴下を拾い上げて洗濯するのか？」という問いを自分自身に投げかけてみても、答えが「ノー」であることは明白であろう。

パートナー選びを間違えないで

「女性を家庭に縛り付ける」文化に疑問を持たないパートナーを選んだら、女性医師が苦労するのは目に見えている。共同生活を成り立たせるためには、最初が肝心だ。最初に、契約・決まりをある程度作って約束させなければ、5年、10年と経過してくる間に、必ず無理が出てくるだろう。なぜかというと、女性医師はいろんな意味で正規分布の±2SD（正常範囲）から「はみ出している」人物だからである。頭もいいし、やる気もある。そうでなければ、医学部に進学しただろうか。

■ 女性医師へのメッセージ

あなたの素晴らしい能力を無駄にする人と一緒にいてはならない。

あなたの能力を、社会の役に立てるために応援してくれる、一番の応援団長をパートナーにしよう。応援団長がいてくれれば、たとえ結婚してからでも、いろいろ挑戦できる。

結婚する前であれば、はっきりと伝えなければならない。「私には、応援団長が必要だ」と。「なぜなら、私はいろんな意味で、はみ出している人間だから」と。

はっきりと伝えなければならないことはもう一つある。「家事・育児は半々が契約」だ、ということである。そして、決して妥協してはならない。なぜかというと、不払いの家庭内労働をするために結婚するという選択肢は、きっとあなたにはないからである。

注意すべきは、相手が医師である（または、医師になる予定である）場合である。日本の女性医師のパートナーの74％は男性医師である（欧米では約20％）。その人が育ってきた家庭環境を必ずチェックしなければならない。「うちの息子は、医者になるのだから、家事や育児はしなくていい、しっかり医者としてお金を稼げばいい」などという両親の下で育った場合、彼らの家事能力はゼロどころかマイナスである。つまり、「やら

なくていい」と思って疑わないように教育されて育ったということだ。そんな男性と結婚したら、苦労するのは目に見えている。**再教育からする覚悟が必要だが、とてつもなく面倒くさい、ということは知っておく必要がある。**

　交際・結婚して最初のうちは、自らステレオタイプ通りの女性らしい行動、たとえば、かいがいしく身の回りの掃除・洗濯をして世話を焼いたり、料理を頑張ったりするものである。できるだけ「愛されるお嫁さん」を演じることに喜びを見出すだろう。しかし、長期的視点に立つと、何とかして自分自身の時間を捻出しなければならなくなる。どんな手段を使っても、誰かに家事を押し付けてでも、である。こうして捻出した時間は、何も病院で働くためだけに使うわけではない。あなたのやりたいこと、専門性を磨く研修でも、研究でも、留学でも、パートナーの応援を自信に変えて、思い切って挑戦してほしい。

　そして、愛を行動で見せてくれたパートナーへ、あなた自身も愛を持って行動しなければならない。たとえば、ハグや感謝の言葉である。毎日忘れず、大事に接して感謝を言葉で表し、パートナーを尊重しなければならない。パートナーを尊重せず、蔑ろにして自分だけ獅子奮迅するような行動は控えなければならない。そして、パートナーから、感謝の言葉や態度を要求されたら、きちんと答えてあげよう。愛を行動で見せてくれたパートナーは、尊敬と感謝に値する人物だからである。

■ 女性医師のパートナーへのメッセージ

　女性医師をパートナーに持つ男性は、医師であろうがなかろうが「特別な人間」と結婚した（または、これからする）ということを、肝に銘じなければならない。いろんな意味で、彼女は正規分布の ±2SD（正常範囲）から「はみ出している」のである。頭もいいし、やる気もある。そうでなければ、医師にはなっていない。

　そして、彼女を「家庭に縛り付ける」ことにこだわってしまうのであれば、もし彼女と結婚しても、それを維持するのは難しいということを、理解しなければならない。そうでなければ、一番つらい思いをしてストレスを抱えるのは、あなた自身になってしまう。

　愛は言葉ではなく、行動である。「家庭に縛り付けない」という愛ある行動を、あなたはこの先ずっと求められることになる。時には、彼女を「待つ」という行動が、最高の愛の表現であったりするだろう。しかし、「待つ」というのは簡単なようで決して簡単ではない。むしろ、苦しみであり、愛がなければ「待つ」ことはできない。

　そして「待つ」間は、ご自分のことは「ご自分で」するものだという、大人として当たり前のことを、結婚する前にも後にも、実践することが必要になる。ご飯が出てくるのを待っている、子どもたちの学校の準備は嫁任せ、というようなステレオタイプ的結婚生活は、決して訪れない。期待すると失望も大きいので、期待しないほうがよい。

　自分自身のことは自分でできるように、そして彼女が疲労困憊しているときには、彼女に対する愛を持って、彼女の最高の応援団長として精一杯の応援をしてあげなければならない。疲労困憊している彼女に、「なんで家事をやらないんだ」などと、追い打ちをかけてしまっては、結婚生活は瞬時に破綻するだろう。そして、「お手伝い」程度ではなく、彼女と同程度のパフォーマンスで、無給の家庭内労働、つまり食事の準備、掃除、洗濯、育児、家族・子どものスケジュール管理などができる、ストイックな人間を目指すことになる。これらを高い品質でこなすことは、かなり難しいタスクであり、一朝一夕には身に付かない。一刻も早く「家庭内研修」を始めたほうがよい。

　そして時には、彼女からの「愛の見返り：たとえばハグや感謝の言葉」を、しっかり要求しよう。これは男性から要求して「恥ずかしいこと」でも何でもない。毎日の、あなたの愛ある行動は、尊敬と感謝に値するので、当然の見返りのはずである。

結婚の維持は難しい：Marriage is Hard

データで見る医師の婚姻率と離婚率

　結婚の維持は、医師にとって男女にかかわらず大きな課題である。仕事と家庭のバランスは、私たち医師にとって毎日突き付けられる問題だ。仕事と家庭の間で起こるコンフリクトと医師のバーンアウトは関連が深い[13]。つまり、パートナーや家族との関係がハッピーでなければ、仕事でもハッピーではなくなり、また逆も然りなのである。

■ 女性医師の配偶者は誰なのか？

　探し得たデータより、基本的な数字を羅列してみよう[10]。

男性医師の婚姻率は 89％であり、妻の就労率は 50％である。
女性医師の婚姻率は 58％であり、夫の就労率は 97％である。

男性医師の配偶者は、16％が女性医師、84％が医師以外である。
女性医師の配偶者は、74％が男性医師、26％が医師以外である。
一般男性のうち、女性医師を配偶者に持つ人はごく稀である。

　これだけでも、十分に意味深い。
　女性医師のパートナーは、多くが医師として忙しく働いているため、夫婦力を合わせたとしても、家事育児はよりタイトなスケジュールになる。女性医師で、パートナーが医師以外の職業である場合、女性医師側から見ると自分の周囲に同じ境遇の仲間が少ないながらも存在するため、結婚生活のストレスを共有したり、気持ちをわかってくれる人と話をしたりできる。しかし、一般男性側からしてみれば、女性医師をパートナーに持つ人

は、ほぼゼロパーセントである。自分の職場や周囲に、パートナーが女性医師である人はほぼ皆無であり、結婚生活にストレスを感じていてもその気持ちをわかってくれる人はいないことのほうが多い。

医師の離婚率データから見えてくること

医師の離婚率に関しては、2015年のアメリカにおける数万人におよぶ医療職を対象とした調査において、看護師や歯科医師、薬剤師などのほかの医療職より多いということはなかったが、女性医師が男性医師よりも離婚率が高かった。そして、長い勤務時間と女性医師の離婚率には正の相関があったが、男性医師においては、長い勤務時間と離婚率に相関はなかった [14]。

医師夫婦に関する研究では「勤務時間を調整して仕事時間を短縮するのは、男性医師よりも女性医師のほうが多い」ということと、「女性医師の時間短縮勤務と、結婚関係に対する低い満足度には関連がある」ということが、明らかになっている [15]。

一般人の離婚率は、人口1,000人当たりアメリカでは2.5、日本は1.7であり、アメリカでは日本の約2倍の離婚率である [16]。日本人はアメリカ人に比較して離婚しにくい。しかし日本においても、女性医師にとっては、結婚の維持は非常に難しいと認識したほうがよいだろう。医師という仕事と家庭との板挟みによるストレスにより、結婚生活が蝕まれる可能性は、男性医師に比較して高いのである。このことを重要視し、医師のWell-being に対する認識に注意喚起し、"Don't let your practice kill your marriage（診療のせいで自分の結婚生活を殺してしまわないで）" と、啓蒙活動を行う医師もいるほどである [17]。

"女医さん" を妻に持つ男性は幸せなのか？

■ 自責の念にかられる女性医師

女性医師を妻に持つ男性は「僕は彼女から愛されていると感じない」など悩みは尽きないだろうが、逆も同じである。男性医師の約50％の配偶者は専業主婦であるが、同じ悩みを持っている。専業主婦をパートナーに持つ場合は、一応役割分担をしているからという理由で、家事や育児を手伝わなくても、「諦めてもらえる」可能性が高いが、果たしてそれがハッピーかどうかはわからない。

女性医師の場合は、なかなかパートナーに「諦めてもらえ」ない。「こんなに言っているのに、何で家にいないんだ！」と、「女性は良い妻・母であることが大事」というジェンダー・ステレオタイプを押し付けられ、自分自身にも押し付けて、自責の念に常に苛まれてしまうことが多い[18]。

自責の念は、精神的にとてもつらいことだ。仕事好きで家庭を持つ女性医師で、引き裂かれるような思いに苛まれ、「ごめんね」と思いながら、仕事と家庭のジレンマで悩まない人はいないだろう。このような自責の念にかられて、涙を流したことがない人もいないだろう。しかし、「心の涙」を打ち明ける場が、私たちにはないのが現実だ。特にパートナーにわかってもらえない恐怖は、計り知れない。パートナーに「自分で選んでそうしているんだろう、自業自得だ。仕事を辞めれば解決するじゃないか」などと言われようものなら、意欲など湧いてくるはずもないほどの精神的ダメージを受ける。本来ならば、最高の応援団長であるはずの人から、応援を受けられないという致命的な状況である。

自責の念に、究極の追い打ちをかけるのは、パートナーだけではなく、実母だったりする。ジェンダー・ステレオタイプという固定観念が私たちより強い母たちの考え方は、娘世代に対して「なぜあなたは、母親になったのに子ども中心の生活にしないの？　なぜ、そこまでして働き続ける

の？　もう、ほどほどにしなさい、母親なんだから」と責められる。実母に言われると、ぐうの音も出ない。「やっぱり、私は最低の母親なんだ」と思い込み、子どもに対しては「ごめんね、こんな母親で」と思うようになる。そして夫に対しては、「ごめんね、こんな嫁さんで」とか、「私と結婚しなかったほうが、ずっと幸せだっただろうに」などと思うようになってしまう。

　しかし、解決策はないに等しい。日本社会に根付く「女性は良い妻・母であることが大事」という固定観念がある限り、根本的な解決は不可能である。だからこそ、女性医師にとって結婚の維持はこんなにも難しく、つらいのである。

医師にこそメンタルセルフケア

　「医者の不養生」という言葉は、精神的健康にもあてはまる。日本ではマリッジ・カウンセリングはあまり普及していないが、アメリカでは「Couple therapy」として、多くのカップルが利用している。カナダのマリッジ・カウンセラーが記述している、"The well-being of physician relationships" には、このマリッジ・カウンセリングを上手く使うことがおススメだと書かれている。「メンタルのセルフケアを、しっかりやりましょうね」ということだ。

　これによると、医師は自分自身が高学歴なため「いったいカウンセラーに何がわかるのか？　僕（私）たちのほうが、よっぽど頭が良く知識があるのだから、自分たちで解決できる」と、マリッジ・カウンセリングに関しては素人にもかかわらず、自意識過剰で横柄な思考になり、助けを求めることができない、という[17]。確かにそうだ。他の職種の知的能力に対して常に懐疑的で、「自分が何でも知っている」と思い込んでいる医師はとても多い。

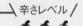
マリッジ・カウンセリング：5つの愛の言語

アメリカのマリッジ・カウンセラーであるゲーリー・チャップマンの著書である「Five Love Languages：5つの愛の言語」は、アメリカ人の女性医師から「面白いよ」と教えてもらい、私自身、夫婦の危機に直面したときに参考になったので簡単に紹介したい[1]。

人の心の中には「愛で満たされるべきタンク：ラブ・タンク」がある。これは、パートナーに限ったことではなく、子どもや職場の同僚・後輩でも同様であり、人間には「感情欲求：Emotional Needs」があり、これが満たされないと心は健全ではいられない。

ラブ・タンクの満たし方は、5つのタイプに分類できる。この5つのタイプを言語に例えて、「5つの言語」としよう。世界に5つしか言語がなかったと仮定する。誰しも「第一言語」があり、多くの人は「第二言語」もある。相手のラブ・タンクを満たすためには、「相手の言語で話す」ことが必要だと考えるのである。

たとえば、妻の第一言語が日本語、夫の第一言語がスペイン語だったしよう。妻は、夫のラブ・タンクを満たすためには、簡単な言葉、たとえば「こんにちは」ぐらいは、スペイン語で話す努力をしなければならず、それが「結婚して相手を愛することを選択した」ということになる、というものである。

5つの言語とは、下記の通りである。
①肯定の言葉：誉め言葉、感謝の言葉、否定的なことは言わない、など
②サービス行為：コーヒーやお茶を入れてあげる、身の回りの世話、など
③クオリティ・タイム：全注意力を相手に注ぎ、共に過ごす時間
④身体的タッチ：マッサージ、ハグ、キス、性交渉、など
⑤プレゼント：花、メッセージ・カード、思い出に残るもの、など

　結婚前は、「恋に落ちる」経験をするため、放っておいてもお互いのラブ・タンクは満タンである。しかし、結婚後はそうはいかない。放っておくと、自然にラブ・タンクは目減りして行き、遂には空になる。空になるとどうなるかと言うと、心の隙間を埋めるため、パートナーは家庭外に出て行ってしまう。極端な例では、浮気に走ってしまうのである。

　「愛」は「選択」である。相手のラブ・タンクを満たす行動を取るかどうか、は自分自身の選択である。人生を共に過ごして行きたいと思うのであれば、行動するという選択を自らしなければならない。これは、相手から求めるものではなく、自分自身がどうするかという選択だ。「パートナーを大事にする」と決めたのであれば、相手の言語で話そう。

　自分自身と相手の言語の見つけ方は、オンラインでクイズに答えれば見つけられる[2]。また、相手が自分に愛を表現するときに取る行動から推測がつく。つまり、自分がしてもらったら嬉しいことの裏返しなのだ。

■引用・参考文献
1) ゲーリー・チャップマン. 愛を伝える5つの方法：The Five Love Languages. ディフォーレスト千恵訳. 東京, いのちのことば社, 2007, 269p.
2) Learn your love language.
　 https://www.5lovelanguages.com/quizzes/

女性医師の婚活：大海を見よ！

■ ママ女医はマイノリティの中のマジョリティ

「女性医師の支援」と言われると、育児をしながら働く女性医師＝「ママ女医」が仕事を続けるためのサポートを思い浮かべる人が多いだろう。ママ女医はいわばマイノリティの中のマジョリティであり、育児休暇や時短勤務などの公的サポートもあり、比較的周囲から理解が得られやすい集団である。一方で、非婚または子どもがいない女性医師はマイノリティの中のマイノリティと言える（さらに言うと、何らかの理由でフルタイムで働くことができない男性医師やLGBTQsの医師も、認識されにくいマイノリティである）。仕事や私生活に困難を感じていたとしても、サポートはほとんどない。たとえば、少子化の影響もあり子どもがいる家庭へのサポートが手厚くなる一方で、その上流である婚活や妊活は、どれだけ機会不均等があっても個人任せである。ここではあえて、非婚や子どもがいない女性医師が抱えている困難について考察してみたい。

■ 女性医師よ、大海を見よ

総務省の職業構造基本調査（2012年）[1]によると、働く男女の生涯未婚率は女性の方が低い（男性20.1％、女性10.6％）。一般的に高度専門職では女性の未婚率が高くなる傾向だが、その中でも医師は特徴的で、性別による未婚率が圧倒的に男性＜女性（男性2.8％、女性35.9％）となる。このデータを見るに、結婚したい（または良い人がいればしたい）が非婚であるという女性医師は多いはずである。

女性医師の結婚を難しくする要因として、適齢期が医師として育ち盛りの時期（初期研修〜専門研修）と重なることが挙げられる。多忙だがやり甲斐もあり、気づけばプライベートは後回しになりがちだ。しかしほかにも理由はあるようだ。女性医師のための婚活イベント「女医コン」[2]主催

者である循環器内科医・薬師寺忠幸氏によると、多くの女性医師が相手選びを間違えているという。女性医師自身の「結婚相手は男性医師（または経済力と社会的地位が確立した男性）」という考え方が、結婚を難しくしているというのだ。前述のデータでもわかるように、非婚の男性医師は極端に少ない。たとえば、35～39歳では9％（ちなみに全職種では32％）と[1]、もはや職場で遭遇することが難しいレベルである。それに加えて、結婚相手が女性医師の活躍を応援してくれる存在になれるかどうかが重要である。長時間労働の男性医師（または同様に忙しい職業の男性）と結婚した場合、果たして彼は家事・育児の分担のために柔軟に働き方を変えてくれるだろうか？　実は離婚を経験した女性医師へのアンケート調査によると、**結婚相手に必要なものは経済力よりも「家庭のために時間を使えるかどうか」、社会的地位よりも「家族に対する理解と思いやり」であると**示されている[3]。女性医師は経済的に自立しており、結婚相手選びに経済力以外の面を重視することができるという強みを生かさない手はない。薬師寺氏は、視野狭窄を起こした女性医師に「大海を見よ」──結婚相手を医師に限定しなければ、素敵な男性との出会いがもっと増やせる──と伝えている。

　結婚がすべての人にとってベストというわけではない。人と人とのつながり方は、時代、国、社会制度、そして個人の価値観によって大きく変わるため、より多様な形があってよいだろう。ただ、患者を幸せにするために、医療者も幸せであってほしいと思う。男性であれ女性であれ、非婚であれ既婚であれ、仕事で疲れて帰ったときに労ってくれる誰かがいることを願う。

■引用・参考文献
1) 総務省統計局. 平成24年職業構造基本調査. https://www.stat.go.jp/data/shugyou/2012/index.html
2) 女医コン. http://www.joycon.info
3) joy.net. 女医白書～女性医師の結婚と離婚～. 2017.

（浅川麻里）

女性医師の妊活：今のままであなたは十分素晴らしい

辛さレベル

■ 働きながら妊活する人は増えている

　女性の人生は子どもがいる・いないで大きく変わる。子どもができると、生活のみならず自己のアイデンティティ自体が大きく転換する（コラム「女性医師間の深い溝（ギャップ）とは」参照）。そのため、子どもがいる人生を想定していた人が、子どもができないという現実に直面したときのストレスは計り知れない。2015年の厚生労働省の調査によると、全出生児のうち20人に1人が生殖補助医療（いわゆる不妊治療）で出生している[1~3]。また5.5組に1組のカップルが不妊治療を経験しており、決して少数派ではない[4]。そして、働きながら不妊治療を受けている人の96%が仕事と治療の両立は難しいと感じており[2]、実際に16%の人は両立ができずに離職しているのだ[5]。女性医師も例外ではないだろう。不妊についての悩みは経験していない人には想像がつかずまた当事者も話しにくいため、周囲はどうしてよいのかわからないのが現状である。女性医師が妊活するとき、どのような問題が生じるのだろうか。

■ 女性医師の妊活に生じる問題

　不妊治療における悩みは多種多様であるが、大きく「身体的負担」「精神的負担」「経済的負担」「時間的負担」の4つの負担がある[6]。一般的に不妊の原因は男女50%ずつと言われているが、どちらであっても検査、服薬、注射、処置などの治療負担は主に女性側にかかる。治療の性質上、頻回な通院が必要なうえに、体の状態次第で通院日程が変わり先の予定が立てにくい。そのため、代わりがきかない仕事や学会発表などをためらってしまう。仕事と治療の両立は、職場（上司）の理解が得られるかが鍵である。厚生労働省は企業に対し、休職制度、フレックス制、時間単位の年休取得制度などを充実させ、仕事と不妊治療の両立を支援するよう要請してい

る[2]。また不妊治療休暇など多様な働き方ができる企業を検索できるプラットフォーム「Clarity」などさまざまな取り組みが始まっており[7]、今後は医療者にも拡大するかもしれない。特別養子縁組や里親制度への理解や配慮も必要であろう。

とはいえ、これまで努力して結果を出してきた女性医師にとって、思うように働けないジレンマはつらいものである。また不妊治療が上手くいかないと自分には価値がないと思えてしまう。**最も恐ろしいのは、医師としても、女性としても自信を失ってしまうことである。**同僚から信頼されなくなるのでは？　後輩の女性医師のロールモデルになるどころか「あんなふうになりたくない」と思われているのでは？　これだけ多くのものを犠牲にして、子どもができなかったら？　このトンネルに出口はあるのか？医師としても中途半端になり、女性としても一人前になれないのでは……？

▌今のままであなたは十分素晴らしい

「母親になって一人前」という言葉に根拠はない。脳科学者の黒川伊保子さんによると、女性の脳には子どもを産んで成熟する脳と、産まずに成熟する脳があるという。子どもがいる女性脳は偏りがある「アンフェア脳」として成熟し、子どもがいない女性脳は「公平脳」として成熟する。「公平脳」は社会や周囲に対し広く公平性を持って母性を使うことができるという大きなアドバンテージがあるそうだ[8]。人それぞれ抱えている困難は異なるが、困難はいつか必ず人生の糧になる。妊活の結果がどうであれ、今のままであなたは十分素晴らしい。もし身近に心を痛めている当事者がいたら、そうメッセージを送り続けてほしい。

■引用・参考文献
1) 厚生労働省. 2015年人口動態統計の年間推計.
　 https://www.mhlw.go.jp/toukei/saikin/hw/jinkou/suikei15/dl/2015suikei.pdf
2) 厚生労働省. 不妊治療と仕事の両立に係る諸問題についての総合的調査研究事業　調査結果報告書.
　 https://www.mhlw.go.jp/bunya/koyoukintou/pamphlet/dl/30d.pdf

3）日本産科婦人科学会．ART データブック（2015 年）．
　　https://plaza.umin.ac.jp/~jsog-art/
4）国立社会保障・人口問題研究所．2015 年社会保障・人口問題基本調査．結婚と出産に関する全国調査．
　　http://www.ipss.go.jp/ps-doukou/j/doukou15/NFS15_points.pdf
5）NPO 法人 Fine．不妊白書 2018　当事者 5,526 人の声から見えた「仕事と不妊治療の両立」．2018，60p.
6）松本亜樹子．不妊治療のやめどき．東京，WAVE 出版，2015，216p.
7）Clarity．働き方情報の企業データベース．
　　https://www.clarity.tokyo
8）くどうみやこ．誰も教えてくれなかった 子どものいない人生の歩き方．東京，主婦の友社，2017，224p.

（浅川麻里）

「母親による育児」のエビデンスは？

母親の復職が育児にどう影響するのか？

　女性の社会進出が進む現代において、育児の問題は大きい。これは世界共通であり、働く母親の頭と心を悩ませる切実な問題である。果たして「自分が医師という仕事を優先するがゆえに、子どもたちの成長・発達が犠牲になっていないか？」という疑問を持たずに毎日を過ごす医師は男女問わず、いないのではないだろうか。

　この問題に関する最も大きなデータベースは、アメリカの National Institute of Child Health and Development（NICHD）が全米 24 の病院で、1991 年に生まれた子ども 1,364 人を生まれてから高校卒業時まで追いかけて築いたものが存在する。このデータベースは、人種、母親の職業や雇用状況、どのような保育を受けているかといった家庭環境などを、調査員が訪問してスコアリングしたものである。1 歳、3 歳、7 歳、15 歳、18 歳時の認知能力や問題行動、衝動抑制能力などのテスト結果、学校の成績、大学進学状況といった、あらゆる情報が含まれている。

　このデータベースを用いて、さまざまな研究報告が 1990 年代後半から次々になされている。たとえば「母親が出産後 1 年以内に復職することは、子どもの発達に負の影響があるかどうか」というような問いに対する研究などである。そしてこれは、1 歳の時点だけでなく、その後も追跡調査し、7 歳に至るまで縦断的に研究されている。

母親の復職が 3 歳までの発達に及ぼす影響

　まず「母親の復職」と「3 歳までの発達」に関しては、NICHD の 900 人のデータベースを用いて研究されている[19]。

結果は、9カ月以内にフルタイム復帰（30時間／週以上）した母親の群で、3歳時の認知能力が低かったというものであった。これは、保育の質、家庭環境、母親の養育に対する繊細さ、などの交絡因子を補正しても、なお有意であった。また、30時間／週未満のパートタイム復職の母親の群では、特に認知能力が低いということはなかった。

　このデータは一般女性であり、母親の職業や学歴はさまざまである。そのため、フルタイム復職は非専門職が多く（給与が低いのでフルタイムで働かざるを得ない、またはいったん職を失ったら再雇用されることが難しい）、専門的知識がある場合はパートタイム復職が多い（専門資格などを用いて、時間と給与の交渉ができる）というアメリカの社会状況を加味して理解する必要がある。

■ 復職によるメリットがデメリットを相殺する

　では、7歳時ではどうだろうか？　同じNICHDの900人のデータベースを用いた研究において、7歳時の認知能力に対する母親の生後1年以内のフルタイム復職の影響は、良いか悪いかという問いに対して「どちらでもない」と結論づけられている[20]。

　認知能力は4歳半、7歳時において母親が生後1年以内にフルタイム復職する群で低い部分もあったが、すべての認知能力においてではなかった。この、どちらとも言えないような認知能力の差「デメリット」は、母親が復職することによる「メリット」によってカウンターされ得る、と言うのである。

　どのような「メリット」かというと、フルタイム復職であれ、パートタイム復職であれ、収入が増えることにより、これらの家庭の子どもは「より質の高い教育環境」に預けられていた。そして「母親の養育に対する繊細さ」が強い傾向があることがわかっている。認知能力以外の、子どもの問題行動などには、母親の1年以内の復職の影響は見られなかった。

子どもを預けることと学業成績との相関は？

幼児期の集団保育と学業成績

　子どもを預けていることが、家庭における昔ながらの育児に比較して悪影響があるのかどうか、これも母親の頭と心を毎日悩ませる問題だ。今や、アメリカにおいても約8割が集団保育（Center-Care）を幼児期に体験している。日本における集団保育を受ける子どもの割合も、待機児童という社会問題が長年存在しており、増加の一途である。

　結論から言えば、幼児期の集団保育（Early Child Care, Center-Care）は、就学前（4歳半）、その後の学業成績において陽性の効果がある[21, 22]。

　これは、同じくNICHDデータベースの1,000人以上の追跡において、就学前と高校卒業時の発達に関する研究により証明されている。集団保育は「High Quality Care」であることが条件であるが、子どもの発達や学業成績に陽性の効果がある。

　このような研究結果は、近年の就学前幼児教育熱にも、さらに拍車を掛けている。「養育に対して繊細な」、意識の高い親は、教育費を惜しまない。「良い教育」と思われる幼稚園や学校に、お金をつぎ込むためにも復職することは選択するに値する、というわけである。

質の高い集団保育が学力向上に寄与

　高校卒業時（18歳）における学業成績と幼児期集団保育の関連を、1,214人のNICHDデータベースを用いて調べた研究によると、幼児期に質の高い集団保育を受けた群がクラスでの成績順位が高い傾向を示し、競争率の高い大学への進学を予定していた。競争率の高い大学進学については、集団保育時間が短い場合に顕著であった。女子においては、危ない行動を避ける傾向がより強く、より高い衝動コントロール能力を示した。結論は、

質の高い幼児教育、集団保育、短い集団保育時間が、学業成績向上に寄与したということであった。

「短い集団保育時間」のほうが好ましいかどうか、であるが「競争率の高い大学進学」だけに相関があったが、その他の「問題行動」には関連がなかった。

日本における 87 認可保育園の 1 歳児 91 人を対象とした追跡調査においては、1 歳児の長時間保育（11 時間以上）と 5 年後の子どもの発達には関連が見られなかった。発達レベル低下のリスクは、育児支援者（パートナーなど）がいない場合にハイリスクであるという結果だった[23]。

NICHD データベースの強みと限界

NICHD データベースの強みは、大きなサンプル数と、他には類をみない高度に標準化された評価データが蓄積されていることである。家庭環境や保育環境は、調査員が訪問して時間をかけてスコアリングしている。そしてその多くのサンプルにおいて、縦断的に追跡されていることも強みである。

しかし、これらの研究には限界もある。まず「父親の養育」や「祖父母の養育」などは分類されておらず、比較することができない。そして、多くがノン・ヒスパニックの白人のデータであり、アメリカというコンテクストだということである。さらに言うと、この後の追跡研究はなく、学業成績がその後の人生においてどのような影響を与えるのか、高収入を得るのか、得たとしても幸福なのか、などの疑問は尽きないだろう。

データで見る日本の幼児・学校教育の質

教育費への国の支出は最低レベル

保育の質が高いか低いか、においては、私たち日本の幼児教育、学校教育の質はどうだろうか？　OECDの「図表でみる教育：OECDインディケータ（2018年）」[24]によると、日本では3歳未満の低年齢の子どもが幼児教育に在学する割合は23%であり、これはOECD平均31%に比べ弱い。幼児教育および保育サービスに対する費用は、主に家計から支出されており（2015年の時点）、これに対する国の支出（対GDP比）はOECD加盟国内で最低レベルである。

学校教育においても、いまだに戦後スタイルの大規模学級（1クラス当たり約30人）を少ない人数の教員で運営する傾向が、他の加盟国平均（1クラス当たり約20人）に比べて強い。この傾向は、初等教育よりも中等教育ではさらに大きい。少子化が進んだからといって、「少人数制で質の高い教育」の方向へ向かわないのは、戦後のベビーブーマーたちが、まだ日本社会の管理者として居座り、若者が政治に対して無関心である証拠かもしれない。

親が留守の間の子どもの「ハッピー」をどう確保するか

アメリカにおける大規模研究の結果を、日本の育児環境にそのまま持ち込むわけにはいかないが、より多くの女性が働こうとするとき、特に女性医師のキャリア、リーダーになるまでの継続性、専門性の向上などを考えるときに、参考になることは間違いない。

どのタイミングで、どのように復職するか、ということを考える基軸になり得る。そして「デメリット」をどうやってカウンターするのか、という示唆にも富む。次の項に述べる「父親による育児」も、良いカウンター材料になり得る。エビデンスを基に「選択する」余地があるのだ。私自身、

もっと早く知っておくべきだったと痛感させられる。

　両親から離れている間にも、子どもたちの人権が守られなければならないのは、言うまでもない。子どもたちが「質の高い衣・食・住・教育」に加えて、温かい愛情ある環境を享受できるように社会を整えることが、大人の義務である。

　子どもたちが安全で健康でハッピーでいることを、働く間、子どもと離れている間、切に願わない親はいないだろう。

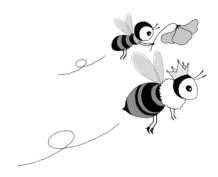

「父親による育児」のエビデンスは？

父親に重くのしかかるジェンダー・ステレオタイプ

▌男性が育児に割く時間は？

　平成28年社会生活基本調査によると、育児に割く時間に関しては、男性が15分で女性が24分であった（**図3、4**）[11]。これは、10歳以上の男女の平均であるので、医師とは限らない。男性はその代わり、家庭外労働をしている。そして「学習・自己啓発・訓練」に割く時間は、男性のほうが女性より多い（**図5**）[12]。つまり、家事、育児、介護を女性が担っている間、男性は自己研鑽に時間を費やしている。医師夫婦であれば、自己

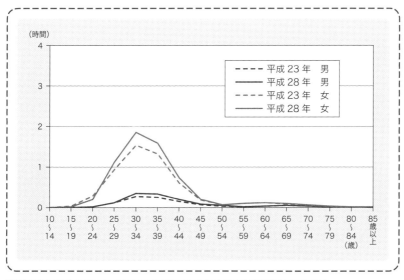

　図3　男女別、年齢階級別育児時間：週全体（平成23年、28年）

［総務省統計局「平成28年社会生活基本調査：生活時間に関する結果」より］

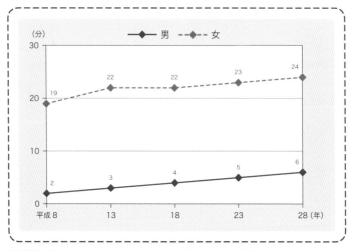

図4　男女別、育児時間の推移：週全体（平成 8 ～ 28 年）

［総務省統計局「平成 28 年社会生活基本調査：生活時間に関する結果」より］

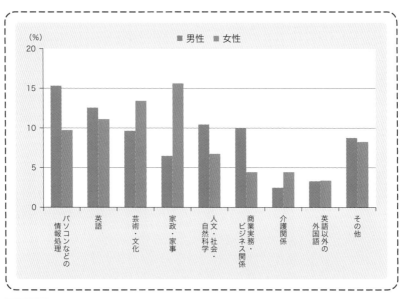

図5　「学習・自己啓発・訓練」の種類、男女別行動者率（平成 28 年）

［総務省統計局「平成 28 年社会生活基本調査：生活行動に関する結果」より］

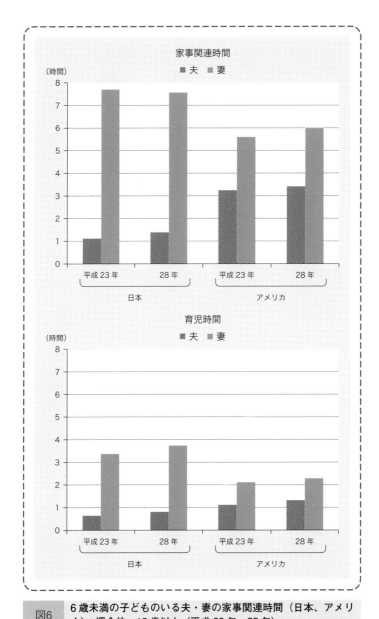

図6　6歳未満の子どものいる夫・妻の家事関連時間（日本、アメリカ）：週全体、15歳以上（平成23年、28年）

［総務省統計局「平成28年社会生活基本調査：生活時間に関する結果」より］

研鑽はお互いに必要な時間であり、専門性の獲得にも影響する。お互い同じだけの自己研鑽時間を確保したいと思うのは当然だろう。しかし実際は、妻が家事をしている間、夫がパソコンを見ているというのは、よくある家庭風景だ。

　アメリカと日本の比較を見てみると、アメリカでも妻が主に家事を担っていることがわかる。しかし、平成23年も平成28年も、アメリカ人男性は日本人男性の3倍近くの時間を家事に費やしている。それを反映して、妻が家事に費やす時間が、アメリカ人のほうが日本人より少ない。育児に関しても同様の傾向が見られる（**図6**）[11]。

■| 育児にかかわる男性は「大人」になっていく

　男性が育児にしっかりかかわると「父親として人間的に成長する」ということは言えるようだ[25, 26]。どのように変化するかというと、「柔軟性」「自己抑制」「視野の広がり」「粘り強さ」「生きがい・存在感」など多岐にわたる。前項で述べたように「大人の男性」になっていくのである。
　残念ながら現在の統計と研究結果から言えることは、日本では家事・育児に男性が積極的にかかわってこなかったため、いい歳になっても、頑固で自己抑制が効かず、視野が狭く、存在感のない男性が多くいる、ということになる。

　女性医師が結婚にとても慎重にならざるを得ないのは、このようなステレオタイプ的男性では、上手くいくはずがないとわかっているからだ。ポテンシャルの高い「成長株の男性」を見つけることは至難の業である。なので、賢い女性、自分の時間が大事な女性ほど「結婚に何のメリットもない」ことに気づいてしまい、なかなか良い相手が見つからず、そのうちに興味がなくなってしまうのかもしれない。

　就業女性の育児ストレスを緩和する要因の一つに、パートナーの育児参

加が挙げられている。夫婦が力を合わせて育児をすることで、働く女性に心の余裕が生まれ、夫婦仲も良くなるということである[27]。

■ 父親の育児参加が子どもの発達に及ぼす良い影響

父親の育児は、子どもの発達にも良いということも言えそうだ[28]。

父親の育児参加と子どもの成長・発達に関するシステマティックレビューがある。このレビューには、24の研究、合計2万人以上の子どもの成長・発達のデータが含まれている。個々の研究の方法論には多少の限界があるにせよ、「積極的に、毎日（同居）、父親が育児に参加すること」は、特に男の子の問題行動発生率を低下させ、若年成人期の女の子の精神的安定性を増す。そして、両性ともに認知能力を向上させる、という結果が出ている。

低所得層においては、非行・犯罪率の低下が見られ、中・高所得層においては、成績の向上が見られる。985人の未熟児対象の研究では、育児に父親が積極的にかかわり、毎日遊んであげた群では、3歳時のIQが有意差を持って高かった。

女の子の精神的安定性に関しては、女の子が7歳と16歳の時点で、積極的に父親が育児にかかわっている群で、女の子の若年成人期の精神的安定性が高かったという結果がある。

生物学的父親か、義父かで違いがあるかどうかまではこのレビューで明確にはなっていないが、たとえ義父であったとしても、積極的に育児に毎日かかわることは、子どもの成長・発達に良い効果があると、結論づけられている。

父親の育児参加を認めない医師社会の常識

しかし、男性が育児参加したくても、残念ながら現代の社会がこれを容認しない。ここでもまた、ジェンダー・ステレオタイプが「足かせ」にな

る。男性が育児休暇を取ったとしよう。職場の上司や周りの同僚から「あいつは、遊んでやがる」と揶揄されるのである。これは、麻酔科医である私の夫が、半年の育児休暇を取ったときに、医局の上司集団から言われた非難である。普段から温和な夫も、このときだけは珍しく怒った。「育児は遊びではない。過酷な労働であり、人間としての義務であり、喜びでもある」という趣旨を言い返した。「遊んでやがる」と言った人たちは、自分たちが言ったことはもう忘れているだろうが、夫は15年以上経っても、この怒りを忘れたことはない。しかしこれが、男性諸君が直面している現実である。「育児をする男性医師は、仕事に対してやる気がない」と、見下されて評価されるのが、私たち医師社会の「常識」なのだ。

　ジェンダー・ステレオタイプは、男性医師にも重くのしかかっている。しかし、そろそろこれに嫌気がさしている世代に交代しつつあるのも事実である。呼び方の是非はあるにせよ、「イクメン」という言葉も定着しつつある。いつまでも、50年前の常識にとらわれて、生きにくい人生を送る必要はない。子どもと自分の成長・発達のために、そして幸せな夫婦関係のために、男性が育児を担うのが一般的になることは、いまだ実現しない「夢」である。

男性はなぜ育児休暇をとらないのか

辛さレベル

■ なぜ「不公平感」を感じないのか?

　共働きであっても、日本人男性は圧倒的に家事・育児をしない（本文「子どもと結婚したのではない、大人の男性と結婚したのだ」参照）。研究調査によると、不思議なことに、夫婦の労働時間が同じであっても、収入が同等であっても、圧倒的に女性の方が家事・育児を担っている。あなたはどう思うだろうか?　「確かに不公平だけど、そんなもんだよな」と思ったのでは?　実はこの「そんなもんだよな」とジェンダー・ステレオタイプを肯定する思い込み自体が原因ではないかと説明されている（イデオロギー仮説）[1)]。さらに、家事分担が不公平な国であるほど「不公平感」を感じにくい。ヨーロッパや北欧など家事分担がより平等な国では、妻が多く家事をしていると社会基準から見ても「これはおかしい!」と気づくのだが、日本のように家事分担が妻に偏っている国では「そんなもんだよな」と流してしまうのだ[2)]。

■ 難攻不落の壁「イクジなし夫」

　家事労働はお掃除ロボットや食器洗浄機などをフル活用して負担を軽減できるが、育児や介護など「ケア労働」にはやはり人手が必要である。皮肉なことに、組織が育児休暇や時短勤務などの育児支援制度を拡充すればするほど、利用するのはほぼ女性であるために、男性はさらに育児から遠ざかる。優秀な女性人材を抱えている企業は、この「イクジなし夫」こそ解決すべき課題であると考えている。ある企業では、女性社員の出産時にその夫（別の企業に勤めている）に対し、会社がどれだけ妻の活躍に期待をしているかを伝え、夫の育児休暇取得を促す手紙を出している[3)]。今や家庭内問題を通りこして社会問題になっている一方で、当の男性、そして女性医師をパートナーに持つ男性医師は当事者意識に乏しい。「女性の問題

なので自分は関係ない」と考えている男性はまだ多いのではないだろうか。

■「男らしさ」の呪縛を解く

　女性が働きやすい社会であるためには、男性が働きやすい社会でなければならない。果たして男性は、ライフイベントの影響を受けずに同じ働き方を続けられて幸運なのか？　それとも、働き方を選択する自由すら与えられずに働かされているのだろうか？

　男性は子どもの頃からずっと「男らしさ」の呪縛に縛られている[4]。男は泣いてはいけない、競争して勝たなくてはならない、一家の大黒柱でなければならない、キャリアを中断してはならない、育児で働き方を変えるなんてありえない……！　しかし、**一度疑ってみてほしい。男性は本当に働き方を選べないのだろうか？**　育児休暇は家族のためだけではない。育児を通じて地域社会とつながるまたとないチャンスである。肩書きがない個人として地域社会に居場所があれば、定年後にアイデンティティを失い呆然とすることはない[5]。職場を外の世界から見る新たな視点はキャリアにもプラスになる。

　「ただでさえ人手不足なのに、そんなの無理に決まってる」と思うだろう（私も思っていた）。しかし、男性育休100％を達成している企業があることも事実である[6, 7]。中には長時間労働の代名詞であったような業種もある。その決め手は、トップの決断であるという。個人任せでは同調圧力に抗えないため、トップと管理職の本気度にかかっているのだ。具体的な取り組みの例は、子どもが生まれる予定の男性社員に育児休業制度の手続きを連絡する、さらにその社員の上司に、部下の育児休業取得を促すよう指示をする、各自の仕事を「見える化」してチームで共有し、誰が欠けても対応できるように仕事の属人化を解消するなど、医療職においても参考にできる。働き方はまさに変化の過渡期であるがゆえに、一歩を踏み出

　すには勇気がいるだろう。しかし後に続く世代のために、男性医師、管理職、そして将来の管理職にこそ行動を起こしてほしい。男性も女性もライフイベントに合わせて働き方を選択できることが、「そんなもんだよな」と言える社会を作るために。

■引用・参考文献

1) 筒井順也．結婚と家族のこれから：共働き社会の限界．東京，光文社，2016，241p.
2) 不破麻紀子，筒井淳也．家事分担に対する不公平感の国際比較分析．家族社会学研究．22（1），2010，52-63.
3) 日経電子版．NIKKEI STYLE．家事育児 NG の「イクジなし夫」：企業からも冷たい目？2019 年 6 月 27 日.
4) 田中俊之．男性学の新展開．東京，青弓社，2009，168p.
5) 小島慶子，田中俊之．不自由な男たち：その生きづらさは、どこから来るのか．東京，祥伝社，2016，258p.
6) 株式会社ワーク・ライフバランス．男性育休 100% 企業宣言.
https://work-life-b.co.jp/mens_ikukyu_100/
7) Forbs JAPAN # もっと一緒にいたかった男性育休 100% プロジェクト.
https://youtu.be/-0-t2n75sFo

（浅川麻里）

辞めることを選んだのか、辞めざるを得なかったのか？ : Opt out? or Shut out?

"選択的離脱" は、本当か？

「彼女は、自ら選択して辞めていったんだ」
「私は、より賢い選択肢を選んだのだ」

　「Opting Out：選択的離脱」という言葉は、アメリカでは 1996 年頃から [30]、日本でも 2014 年頃から [31] 話題になった。これは、「Having it all：仕事も家庭も手に入れる」というロールモデルの対照である。高キャリア女性の離職の原因は「優秀な女性の家庭回帰」だ、という考え方が、メディアによる後押しも相まって巻き起こった。そして私たちに新たな問題を提起した。「彼女たちは、伝統的なジェンダー役割に黙従したのではなく、自ら能動的に選択して退職したのだ」という考え方が受け入れられていった。

　このような「選択的離脱」をする高キャリア女性たちは「シャカリキに」仕事を追求することを理想としない。その代わりに「Extensive mothering：広範囲な母親業」と言われるような、子どもに関する衣・食・住・教育プランが徹底的に計画された育児を実践する。それが「正しい」家庭のあり方だと確信し、妥協を許さないがゆえである。

本当に選択して辞めたのか？

▌ 隠れた存在からの声

　高度な専門資格を持つ女性のマジョリティは、家庭を持ちながらキャリアを継続している。医師においても、子どもを持つ大多数の女性医師は、

何らかの形で働き続ける。

　しかし、子どもを持つ専門職女性で「辞める」という選択をする人たちがいる。彼女たちはマイノリティなのだが、実は非常に貴重な「ご意見番」である。この貴重な「ご意見番」の人たちは、実はインタビューやアンケートの対象になることがほとんどない「見えない存在」「隠れた存在」であると言える。「彼女たちは、なぜ辞めていったのだろうか？」「その後の人生はどのようなものだったのだろう？」という疑問こそ、実は私たちにとって大切な「問い」である。

　アメリカの社会学研究者である Pamela Stone は、この「問い」に対して、医師や弁護士などの高度な専門資格を持ち、専業主婦になった 54 名の女性にインタビュー調査を行い、その内容を著書「Opting Out? Why Women Really Quit Careers and Head Home」（2008）に記した [32]。

　そこで明らかになったのは、彼女たちの離職は「選択的（Opt out）」ではなく「締め出し（Shut Out）」が要因であったことがわかり、前述した「自ら能動的に選択して退職したのだ」という考え方は、大きな誤解だったかもしれない、ということが明らかになったのである。

　Stone の研究と著書は、今まで盲点だった対象へ疑問を投げかけて浮き彫りにし、解明に寄与したということで、American Sociological Association から高く評価され、2009 年に William J. Goode Book Award という賞を受けている。

▌離職しても、なお苦しみ続ける

　Stone がインタビューを行った女性たちは、多くが男性支配的な職業（医師、弁護士など）であり、年齢は 30 代前半から 40 代であった。彼女たちは大学卒業までも、卒業してからも、常に目的意識を持ち、戦略的に成功を収め、将来設計をきちんと定めていた。彼女たちは、家庭と仕事の両立というコンフリクトに対して、葛藤しながら奮闘し、愚痴や弱音を

吐かない強い女性たちであった。

　そのような彼女たちですら「（専門職という）失うアイデンティティ」と「（母親という）得られるアイデンティティ」に引き裂かれている。離職して専業主婦になってもなお、「自分がいるべきところにいない感覚」に苦しめられていた。

　専門資格を持つ女性は、キャリアを始める段階にあたっては「離職するなんて考えられない」という気持ちでスタートする。しかし、彼女たちを家庭に引っ張る「引力」は、さまざまなところで生み出される。特に「母親はこうあるべきだ」という他者からのプレッシャー、そして何よりも「乳幼児の力」は強大だという。子どもが小学生になってからの「家庭における教育ニーズ」も大きな引力だ。

　彼女たちは躾や教育に細心の注意を払い、食品の安全性に気を配り、育児の専門的アドバイスに感銘を受けて実践し、自らの頭脳をフル活用して子育てをする。過熱する育児イデオロギーと、その要求水準の高さの中で、自分に課せられた役割を完璧にこなそうとする。ここでもまた、ジェンダー・ステレオタイプが大きく影響し、彼女たちを取り巻く環境においても、子育て（Parenting）が母親業（Mothering）になっていることに、誰も疑問を持たない。「誰が何をすべきか」には、見えない掟があるのである。また、子どもの成長を見られる期間は限られているのだから「少しも見逃したくない」と考える。そしてこれらの傾向は、不妊治療をしていた女性や高齢出産の女性に特に強かった。

■ 夫のキャリアを優先する女性たち

　夫のキャリアを最優先して行動することもわかった。夫の転勤や留学に、妻が同行することはあっても、妻の転勤や留学に夫は反対する。インタビューを受けた女性のうち60%以上が、自分が仕事を辞めるときに夫のキャリアが重要な影響を持った。

辞めた彼女たちの背景にあるもの

■ 受け入れられなかった働き方

　辞めるという選択をした経緯はさまざまではあるが、彼女たちはその選択をする前に、明確なプランを立てて、ワークシェアリングやパートタイム勤務の交渉を上司にかけあっていた。しかし、その交渉は却下されたのである。この背景には、「長時間働く」「家庭を顧みずに、100％仕事に打ち込む」という男性の働き方ロールモデルが根付く文化があるために、彼女たちの提案は上司や管理者から「そんな働き方では、成り立たない」と、無視されてしまったのだ。そして彼女たちは「私の存在や思いは、大事にされていない」「意欲を失った」と言って辞めてしまった。上司や管理者がジェンダー・ギャップに対して意識が高ければ彼女たちには多くの選択肢があったであろうことは、容易に推測できる。そして、これは日本の医師社会と全く同じパターンである。

■ キャリアを捨てて手に入れたものと、失ったもの

　キャリア時代に「全力疾走で駆け抜けてきた」彼女たちが離職して得たものは、精神的余裕と、安全な食品、質の高い養育環境、手作りの服やインテリアに囲まれたステキな生活である。そして何より、子どもと過ごせる喜びである。さらに、単なる「養育者」ではなく、家庭のリーダーとしての地位の確立、知的で教育熱心な存在感のある、プロの母親像が浮かび上がる。

　しかし彼女たちは、同時に「虚無感」も感じていた。専門家としてのアイデンティティを失った、というのである。働いていた頃のように誰かから尊敬されることもなくなる。自分がキャリアを捨てた一方で、夫は何も変わらず仕事を続けているのを見ると、夫は仕事もして父親でもあるが、

自分はただの母親でしかないという苦しみもあるという。

　また、働いていないことで罪悪感を覚える人もいる。「自分がいるべき場所にいない感覚」は、仕事を辞めてもなお持ち続けるという[33]。

　もちろん、アメリカと日本では雇用条件や取得できる育児休暇期間が異なるので、同一視はできない。日本の女性医師の場合、その7割以上が夫も医師である状況を鑑みると「一時的に専業主婦」になることが多いと推測される。「一時的に専業主婦」になる場合でも、その期間は何年にも及ぶ可能性があり、この調査に登場する女性たちと同じような体験をしていると思われる。

　このようなジレンマで葛藤し、奮闘し、罪悪感や虚無感に苛まれるのが、なぜ女性だけなのか、やはり釈然としない。しかし原因は単一ではなく、多くの因子が互いにもつれ合っており、残念ながらそう簡単には解けそうにない。

M字カーブは女性医師のせいではない

辛さレベル

　一般的に女性の就業率はM字カーブを描くと言われる。女性医師も同様であり、厚生労働省の調査によると卒業直後の就業率は、男女ともに95%、卒後12年（38歳前後）で女性はいったん落ち込み73.4%になる。一方同時期の男性就業率は89.9%であり、女性ほどではないが男性医師もいったん落ちる。そして卒後18年〜20年で80%に回復し、卒後30年までに85%程度で推移する。卒後50年（約75歳）で、男女ともに50%の就業率である（**図1**）¹⁾。

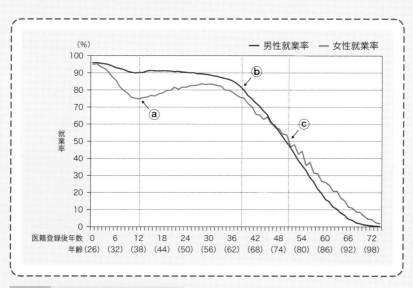

図1　医籍登録後年数別の就業率

ⓐ女性医師の就業率最低値（登録後12年）
ⓑ就業率が大きく減衰を始める（登録後30年代後半）
ⓒ就業率半数（登録後50年）
※2006年〜2016年の医師・歯科医師・薬剤師調査（医師届出票）および医籍登録データを利用して作成
※推定年齢は医籍登録後年数が0年の届出票の満年齢（12月末時点）の平均値が26.8歳であることを考慮し設定
［厚生労働省医療従事者の需給に関する検討会. 第19回医師需給分科会「医師の需給推計について」より］

一般の女性の就業率と比較すると、一般女性は34歳前後でM字カーブの底を迎え、就業率は64%程度であるので、女性医師は結婚や出産が約4年遅いが、それでも就業率は約10%高い「やる気のある女性集団」だと言える。

　女性医師のM字カーブの落ち込みは、主に出産や育児によるものであるが、出産や育児をきっかけに離職するのは女性医師の責任なのだろうか？

　スウェーデン、フランス、ドイツなどの女性就労者では、このようなM字カーブは見られず、逆U字カーブを描く（**図2**）[2]。アメリカ、イギリスでもM字カーブは顕著ではなくなってきている。理由は、女性が家事・育児をするべきだ、と考える人間が男女ともに少ないからである。つまり、

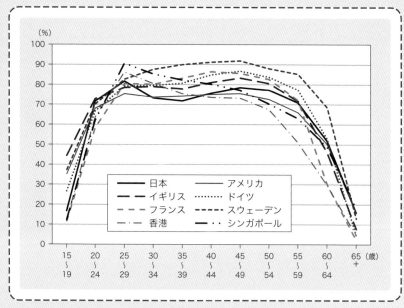

　図2　**年齢階級別女性労働力率の国際比較（2016年）**

［労働制作研究・研修機構「データブック国際労働比較2018」より］

ジェンダー・ステレオタイプという固定観念が私たち日本人とは違い、「女を家庭に縛り付ける」という文化がない。

　また、国策も異なる。移民政策を国家が導入していると、家事・育児を担うサービスが市場に多く存在する環境にあるため、離職しない。離職さえしなければ、復職時だけでなく将来数十年にかけての昇給も男性同様に保証され、女性の収入は安定する。あとは、自分が得る収入と家事アウトソーシングのためのコストとの値段比べになる。女性医師は離職さえしなければ、家事アウトソーシングのためのコストぐらいは、十分にカウンターできる収入を得ることができる。

　日本はどうか？　「女を家庭に縛り付ける」文化が定着しており、女性医師の雇用は専門医を持っていても、非常勤やパートタイムに他者からも自らも誘導される。せっかく高い学歴と専門性をつけたのに、「日雇い労働者」である。出産・育児休暇は取得できない身分であり、離職を強いられる。そして離職により今の給与だけでなく、将来の昇給も目減りし、退職金も少なくなるのだ。好んで、このような立場を選ぶのではなく、そうせざる得ない状況に追い込まれている。ここまで医師の雇用条件がひどいとは、医学生時代には全く知らされることなく、なってみてびっくりという人も多いと思う。

　そして、移民政策の是非は別にしても、公共だろうが民間だろうが、とにかく今の日本では、家事・育児サービスが簡単に利用できる環境にない。家事・育児をアウトソーシングしたくても、その分のコストを十分に稼げるとしても、これを利用できない社会である。そして、いつまで経っても「保育園が足りない」「院内保育園を」「病児保育を」と、小さな議論しか進まず、いまだ「大きな変革」には程遠い現状だ。「子育てのしにくさ」では世界一かもしれない。

　これでもまだ、M字カーブは女性医師個々人のせいだと言えるだろうか？「やる気がない」「甘えている」などと非難できるだろうか？　安定した雇用と、質が高くて安全な家事・育児サービスの普及が必要であり、これは個々人の力では無理で、国策レベルの話だ。少なくとも言えること

は、不払いの家庭内労働だけに女性医師を従事させるのは、専門知識と能
力の無駄遣いであり、社会的に大きな損失である。

■引用・参考文献
1）厚生労働省．医療従事者の需給に関する検討会第 19 回医師需給分科会．医師の需給推計について．平成 30 年
4 月 12 日.
https://www.mhlw.go.jp/file/05-Shingikai-10801000-Iseikyoku-Soumuka/0000203368.pdf
2）労働制作研究・研修機構．データブック国際労働比較 2018.
https://www.jil.go.jp/kokunai/statistics/databook/2018/documents/Databook2018.pdf

女性は搾取されている？

　「近代の働く女性は搾取されている」と語るのは、日本のジェンダー研究の開拓者、上野千鶴子氏である。「生産：家庭外での生産労働」は労働であり、「再生産：子どもを産み育てること」も労働である。また、そして、この２つを担う「働く女性」から搾取することを可能にしたのは、日本の家父長制と資本制であるというのだ[1]。

　この論説では、生産と再生産に分けて労働を議論している。しかし、人間は働かなくても食べていけるときに、それでも働く動物なのかどうかという点は議論していない。同一問題として取り上げるのが不可能なのだろう。

　いずれにしても読者の中で、妻の家事や出産を「労働」とみなし、「給与」や「謝金」を支払ったことのある人がいるだろうか？（ちなみに、著者自身は２人の子どもを出産した際、夫に報酬を要求した）。

　妻・母が家事・育児をするのに給与を支払う必要がないのは、家父長制があるからだ。そして最高の質のサービスを、タダで享受できるので、これは「搾取」である。子どもを持たない女性も、家事や介護を無償で担わされていれば、家父長制により「搾取」される対象になるということだ。

　また、資本制では、出産は「自由意志」によるものと考えられ、養育・教育に対して行政からの手厚い補助はない。男性の収入が十分でない場合、妻は「養育費」を稼ぎに家庭外の「生産労働」に就くことになる。妻が得た収入は、妻自身のために使用されることは少なく、子どもの教育費や生活費に使用される。自分自身が「再生産」したものに対してのコストをも担うため、家庭外で生産労働にも従事する。

　この「生産」と「再生産」という二重の搾取が存在し、その原因が家父長制と資本制だ、ということが、1990 年に論理立って解かれている。30 年近く前の初版であり、時代は変化して若干ジェネレーションギャッ

プがあるのは否めないが、いまだ普遍的でもある。子どもの頃からあった身の回りの現象を再発見させられた、という意味で驚きである。普遍的でもあるがゆえに、私たちがまだ「何十年前の話だ？」というような事態を目にするわけだ。

　この論説では、高度経済成長期に男女の賃金格差がいかにして生まれたか、ということも論じられている。一般的な職業についての話であるが、医師社会でも男女の賃金格差はあり、女性医師は男性医師の 0.8 倍の生産能力と言われているので、参考になる。

　高度経済成長期には、地位も給与も低く、男性が就かない「周辺業務」を、「女性のための職業（お茶くみや、コピー取り）」として非正規雇用を拡大した。この非正規で賃金の低いポストに、いったん離職して技術が残っていない女性を誘導した。
　「子どもが 3 歳までは、母親が」という「3 歳神話：イデオロギー」も、3 年あれば女性をいったん離職により専門性から追放できる年月を刷り込んでいるという。なぜかというと、この期間は別に子どもが決めたわけではない。そして 10 年でもなく、1 年でもない。その理由は、10 年以上女性を労働させないと深刻な人員不足に困り、1 年で戻ってこられると高い賃金を払わねばならないから困るのである。
　そろそろ我々は、この家父長制と資本制と誘導されたイデオロギーから解放され自由にならなければいけない。女性医師は、数少ない高学歴・専門技術職である。競争力が備わっているのだから、社会構造の「裏を読む」ことを学ぼう。

　医師不足、女性医師の増加、が問題視され始めて久しく、「女性医師のための職業」とうたって、まさに不安定な非常勤やパート、花形医療や研究から遠い「周辺業務」を拡大するような傾向がある。院内のポジションにおいて「女性が不利」と感じる女性医師は 77.5% にのぼり、男性医師

も約半数が「女性が不利」だと感じている[2]。

　「女性医師のために最適な」とうたわれる、地位と賃金の低いポストに安易に誘導されないように気をつけなくてはならない。その職は、「男性医師も就きたいポストか？」という視点で吟味し、交渉と要求を忘れないでいこう。そのためには、自分自身の付加価値を上げるための学位取得、研究、留学を一生懸命にやって、十分に自己投資をしていこう。給与格差のない安定した、やりがいのある雇用を求めていこう。そしてそれは、男女医師全員のための安定した雇用を生み出すことにつながり、若い世代のワーク・ライフバランスにとっても必要なことなのだ。

■引用・参考文献
1）上野千鶴子．家父長制と資本制：マルクス主義フェミニズムの地平．東京，岩波書店，1990，472p.
2）医療維新．40歳以下女性医師の8割近く、「女性が不利」　Vol.1：男性医師の2割は年齢問わず「男性が不利」．m3.comニュース．2019年3月8日．
https://www.m3.com/open/iryolshin/article/663991/

引用・参考文献

1) Enns MW, et al. Adaptive and maladaptive perfectionism in medical students: a longitudinal investigation. Med Educ. 35 (11), 2001, 1034-42.
2) 上野千鶴子. 家父長制と資本制：マルクス主義フェミニズムの地平. 東京, 岩波書店, 1990, 349p.
3) Mayer PA, et al. Peer mentoring of women physicians. J Gen Intern Med. 21 (9), 2006, 1007.
4) Pompili M, et al. On female physicians committing suicide. Med Gen Med. 6 (2), 2004, 60.
5) Dobson R. Marriage costs women doctors in the US an 11% salary drop. BMJ. 331 (7508), 2005, 70.
6) Bickel J. et al. Women in U.S academic medicine statistics 2000-2001. Washington. DC, Association of American Medical Colleges, 2001.
7) Woodward AC. When a physician marries a physician: Effect of physician-physician marriages on professional activities. Can Fam Physician. 51 (6), 2005, 851.
8) 厚生労働省. 平成 22 年 (2010 年) 賃金構成基本統計調査 (全国) 結果の概況.
https://www.mhlw.go.jp/toukei/itiran/roudou/chingin/kouzou/z2010/index.html
9) 児玉知子ほか. 女性医師活動性評価について. 日本医事新報. 4279, 2006, 74-9.
10) 中村真由美. 女性医師の労働時間の実態とその決定因子：非常勤勤務と家族構成の影響について. 社会科学研究. 64 (1), 2012, 45-68.
11) 総務省統計局. 平成 28 年社会生活基本調査：生活時間に関する結果 結果の概要. 平成 29 年 9 月 15 日.
http://www.stat.go.jp/data/shakai/2016/pdf/gaiyou2.pdf
12) 総務省統計局. 平成 28 年社会生活基本調査：生活行動に関する結果 結果の概要. 平成 29 年 7 月 14 日.
http://www.stat.go.jp/data/shakai/2016/pdf/gaiyou.pdf
13) Dyrbye LN, et al. Work/Home conflict and burnout among academic internal medicine physicians. Arch Intern Med. 171, 2011, 1207-9.
14) Ly DO, et al. Divorce among physicians and other healthcare professionals in the United States: analysis of census survey data. BMJ. 2015, 350.
https://doi.org/10.1136/bmj.h706
15) Barnett RC, et al. Career Satisfaction and Retention of a Sample of Women Physicians Who Work Reduced Hours. J Womens Health. 14 (2), 2005, 146-53.
16) 総務省統計局. 世界の統計 2018. 婚姻率・離婚率.
https://www.stat.go.jp/data/sekai/pdf/2018al.pdf
17) Myers MF. The well-being of physician relationships. West J Med. 174 (1), 2001, 30-3.
18) Myers MF. Overview: the female physicians and her marriage. Am J Psychiatry. 141, 1984, 1386-91.
19) Brooks-Gunn J, et al. Maternal Employment and Child Cognitive Outcomes in the First Three Years of Life: The NICHD Study of Early Child Care. Child Development. 73 (4), 2002, 1052-72.
20) Brooks-Gunn J, et al. First-year maternal employment and child development in the first seven years. Monogr Soc Res Child Dev. 75 (2), 2010, 1-148.
21) NICHD Early Child Care Research Network. Early child care and children's development prior to school entry: Results from the NICHD study of early child care. American Educational Research Journal. 39 (1), 2002, 133-64.
22) Vandell DL, et al. Early child care and adolescent functioning at the end of high school: Results from NICHD study of early child care and youth development. Dev Psychol. 52 (10), 2016, 1634-45.
23) 安梅勅江ほか. 長時間保育が子どもの発達に及ぼす影響に関する追跡研究：1 歳児の 5 年後の発達に関連する要因に焦点をあてて. 厚生の指標. 51 (10), 20-6.
24) OECD. 図表でみる教育 (Education at a Glance). OECD インディケータ 2018 年版. カントリー・ノート 日本.
http://gpseducation.oecd.org/Content/EAGCountryNotes/JPN_Japanese.pdf
25) 小笠原百恵. 親になった男性の「親性」に関する研究. 関西看護医療大学紀要. 2 (1), 2010, 11-22.
26) 明野聖子. 妊娠期から乳幼児期における父親の親としての発達に関する文献レビュー. 北海道医療大学看護福祉

学部学会誌. 9 (1). 2013. 65-71.

27) 中野あい. 就業女性と育児ストレス.
http://www.lib.kobe-u.ac.jp/repository/81005440.pdf

28) Sarkadi A, d F, Bremgerg S. Fathers' involvement and children's development outcomes: a systematic review of longitudinal studies. Acta Pediatrica. 2008, 97, 153-58.

30) Sharon H. The Cultural Contraindications of Motherhood. New Haven, Yale University Press, 1998, 288p.

31) エミリー・マッチャー. ハウスワイフ 2.0. 森嶋マリ訳. 東京, 文藝春秋, 2014, 293p.

32) Stone P. Opting out? Why Women really quit careers and head home. Berkeley, University of California Press. 2008, 295p.

33) 黒田麻耶. 選択的離脱：女性はなぜキャリアを中断し家庭に入るのか. 京都社会学年報. 24, 2016, 209-16.

第3章

翼の赴くままに：Be Yourself

自分自身の選択を：
Make Your Choice. Live Your Life

「もし、○○をやらずに終わる人生と、失敗してもやって終わる人生と、どちらを選ぶか？」と、岐路に立ったときに誰しも自分自身に問うだろう。

Make Your Choice

ここでのメッセージは、いつでも自分自身の選択をしてほしいということである。大事な選択するときというのは、人生の中で数回あると思う。そのとき、女性医師には今まで述べてきたような特徴があって、失敗を恐れたり自信がなくて諦めたりする傾向が強いために、自分自身の選択をすることに戸惑うことが多いかもしれない。または、周りの人、たとえば親やパートナーや子どもが、「きっと私にこうしてほしいと思っているはずだ」と気を使い、自由な選択をする勇気が出ないかもしれない。そこで、女性医師には思い切って自分自身の選択をしてほしい。「Make Your Choice」と励ましたい。

結婚するのか、しないのか？
子どもを持つのか、持たないのか？
1人目、2人目、3人目、4人目（養子縁組も？）
留学に行くのか、行かないのか？
大学院に行くのか、行かないのか？
開業するのか、しないのか？
離婚するのか、しないのか？

実はあなたの「自由」なのだ。組み合わせも自由なのだ。結婚して子どもを持たなくてもよい。結婚せずに、留学してもよい。そして、選択をし

たならば、その道を進むだけだ。たとえ失敗したとしても、学ぶことはある。たとえ後悔したとしても、自分自身で決めた選択なのだから、責任を負うことも仕方ないと思えるだろう。

他人の価値観に自分の人生を乗っ取られないで！

Don't Live Anyone Else's Life.

Live Your Life.

　誰かの人生を生きるのでもなく、誰かに自分の人生を乗っ取られるのでもなく、自分の人生を生きて行こう。

　「あの人が羨ましい」と、他人のように生きてみても、やはり自分自身が幸せではなくなったりする。「あの人」の人生は、「あの人」だから成り立つ。同じように「私」の人生は、「私」だからこそ成り立つ。誰かの人生を、生きてはいけない。

　誰かに自分の人生を乗っ取られてもいけない。他人の価値観に、自分の人生を占拠されないようにしよう。

　たとえば、自分に留学のチャンスがあったとしよう。それを、職場の先輩医師に相談したとしよう。先輩から「○○に留学しても、キャリアにはならないでしょう」と言われたとしても、それは、その人の価値観である。「私」がそこに留学するチャンスがあり、そこに留学したいと思うのであれば、自分の選択をすればいい。他人の価値観を参考にするのはいいが、人生を乗っ取られるほど重要視する必要はない。そのようなことを、他人に言ったことすら忘れる程度のことを言うのが、他人である。1年も経てば、「私（僕）、そんなこと言ったっけ？」と言われるのがオチである。あなたの人生の選択など、その人の人生には全く関係ないのだ。

　実際に著者は「ハワイ大学に留学しても、キャリアにはならないでしょう」と、ある医師から言われたことがある。私は覚えているが、言った本人が10年前のことを覚えているとは思えない。そして私は、その「キャリアにならない」海外留学に、小学生だった息子たち2人を連れて飛び立っ

た。
　結果、とても充実した１年間を過ごし、新しい出会いがあり、新しい発見がいくつもあった。そのときに得た経験や知識を買われ、学会から仕事や講演、執筆を依頼される件数が格段に増えた。私や息子たちを、家族同様に扱ってくれる心の通った友人が何人もできた。その友人たちと一緒に海外の学会で発表する貴重な経験は、留学から帰ってきて数年ほど経った今でも、まだ積むことができている。結果的に、私のハワイ大学への留学は、間違いなく私のキャリアを形成するうえで大きなプラスになっている。

　「私」だからこそ成り立つ選択肢があり、「私」だからこそ切り開ける道がある。
　自分の選択をして、自分の人生を生きよう。

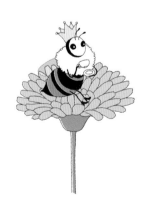

パートナーは、ありのままのあなたが好き（なはず）

自分を大事に、もっと自信を持とう

　パートナーは、基本的にあなたを好きなはずである。結婚後も基本的には同様のはずであるが、結婚の維持は、両者の努力がなくては成り立たない。自分らしくあることと、結婚または恋愛関係や家族関係がコンフリクトを起こすことは、9割以上の女性医師が感じているところである。

　それでも、あなたはもっと自信を持ってよい。自信を持って、自分らしくあることを大事にしてよい。

　これは、何も「自分勝手に振る舞ってよい」「家族を蔑ろにしてよい」と言っているわけではない。自分らしくありたいと努力しているときに、パートナーに助けや励ましを、しっかりとお願いしていいということである。素直に「励ましてもらいたい」と言えれば、パートナーはきっと励ましてくれる。

　女性医師の9割以上がコンフリクトを抱えると同時に、そのパートナーである男性（約74％が医師）も、非常にストレスを抱えていることが少なくない。特に、女性医師が自分自身をしっかりと持っていて、一生懸命に医師としての使命を果たそうと努力する人であればあるほど、「あなたより私のほうが忙しいのよ」と、責め立てられることも多いと聞く。

　パートナーである男性が、あなたを助けようと思っても、あなたから責め立てられ、あなた自身の過労ストレスの矛先を向けられては、彼には何もできない。また、自分自身の過労ストレスや時間のなさのために、パートナーを尊重せず、彼に時間を割かず、放ったらかしにしてしまっては、彼はあなたから満たされるべき心にポッカリと穴が空いたままになってしまう。

パートナーが助けやすいあなたでいよう

　パートナーは、あるがままのあなたが好きなはずである。それは、過労ストレスを抱えて一人でイライラし、パートナーや子どもを責め立てるあなたではない。本来の、ストレスのない状態のあなたが好きなはずであり、助けたいと思っているはずである。

　なので、助けてほしい、励ましてほしい、褒めてほしい、などの単純なお願いをして、パートナーが助けやすいあなたであるべきである。自信を持って、弱みを見せてよい。キャリアを追い続けるにしても、家庭とのバランスを取るにしても、結婚を維持するにしても、パートナーにありのままの弱い自分を見せ、「何があっても、僕だけは君の味方だ」という姿勢を求めて、しっかりサポートしてもらおう。そして、そのお返しに、パートナーが悩みやストレスを抱えたときには「何があっても私だけはあなたの味方だ」と、しっかりサポートしてあげよう。そのようにして、お互いが苦しいときやつらいときに支え合うからこそ、大事な家族である。

本当の自分：強みと弱みの本当の意味

　リーダーシップ・デベロップメントを考えるとき、自分の「強み」と「弱み」を正確に捉えて、意識してコントロールするということは、必須のスキルである。この「強み」は、自分の得意なことだという捉え方をし、逆に「弱み」は自分の苦手なことだという捉え方をするのが一般的だろう。

　たとえば、自分の「強み」は「目標を持って行動すること」だとか、「データの扱いに長けている」などであり、「弱み」は「何でもはっきりと言わないこと」だとか、「データの扱いに弱い」などである。このような、自分のタイプを把握して、キャリアに活かす工夫をするのは、とても大事なことである。

もう一つの「強み」と「弱み」の意味

　しかし、もう一つ「強み」と「弱み」には意味があるのを知っているだろうか？

　イギリスのビジネス・コンサルタント、Marcus Buckingham が、スピーチの中で語るのは、「強み」とは「Activities that strengthen you：自分自身を活性化する、自分自身の意欲を高められるような活動」であり、「弱み」とは「Activities that weakens you：自分自身の意欲が弱められてしまうような活動」であるという[1]。

　これは、とても面白い考え方である。そして、真実だとも思う。

　Buckingham は、とてもコミカルにショート・ビデオの中で語っている。

　他人が、「君はこれが得意だよね」と言うことで、確かに自分でも「上手くやろうと思えばできる」というようなことがあるとする。しかし、実はそれは「嫌いなこと」、または「自分が楽しめていない、うんざりして

いること」だったりしないだろうか。それは、実は「Activities that weakens you：あなたの意欲を弱める活動」、つまり「弱み」だというのだ。この定義での「強み」や「弱み」は、人から指摘されるようなものではない。

自分の強みはあなたしか知らない

Buckingham の言う「強み」や「弱み」は、「自分がどうとらえるか」が決め手である。つまり、あなたにしか判断できない。他人には、決して判断できないはずである。このような、「強み」と「弱み」の捉え方は決して間違いではない、と彼が言っているのを聞くと、勇気と自信が自分の中で芽生えるように思う。勇気と自信を持って、自分の「強み」を楽しもう。

引用・参考文献

1）Buckingham M. Know Your Strengths, Own Your Strengths.
https://leanin.org/education/know-your-strengths-own-your-strengths-no-one-else-will

終　章

私たちが動かないでどうする

「フェミニスト」や「フェミニズム」という言葉がある。

ジェンダー・ギャップに問題意識を持ち、アクションを起こす人の大多数は女性である。ジェンダー研究者の筆頭著者も女性が圧倒的に多い。今回参考にした文献の筆頭著者も、ほとんど女性だった。つまり、世界的に男性はこの問題について無関心であることは共通している。

ジェンダー・ギャップに対して意識が高い女性だとしても、「あなたは、フェミニストですか？」と聞かれて、「はい」と答える人は、どれぐらいいるだろうか。私が想像するに「いや、そういうわけでは……」と答える人のほうが多いのではないだろうか。

なぜか？

それは、私の知る世界（女性医師ら）において、女性医師問題についての活動を積極的に行うことは、周囲の人から警戒され、嫌われ、キャリアにとってリスクが大きいからである。「女性医師問題に意識が高い＝強い女・怖い女＝嫌われる」なのである。一体この人は、女性ということを理由に、どんな不満を言ってくるだろうと警戒される。はっきり意見を言えば「攻撃的」、または「被害妄想」と思われる。それゆえに「自分はフェミニストです」などと公言する女性医師は、ほとんどいない。

これは、女性として働く中で、自然に身についた処世術なのだろう。

キャリアを選択する女性に共通することだが、特に専門性が高い医師のような職業の場合、「女性医師」ではなく、ただ単に「医師」でありたいと思う。職場での女性に対する「雑音」は、聞こえないふりをする習慣がつく。そして、ただ仕事に打ち込むようになる。大多数を占める男性医師集団の一部になりきる。

医学部入試における女子受験生に対する減点問題に対して、あまり声が上がらなかったのも、こういった心理が働くからだと推測する。

　シェリル・サンドバーグが著書『LEAN IN』の中でも似たような経験を述べている [1]。彼女のような Facebook の COO という社会的インパクトのある人ですら、Facebook のようなリベラルな社内でさえ、TED talk での彼女のスピーチに対して、「そんなことしたら、キャリアに傷がつく」と言われたり、男性の同僚には、「ふーん、そんなことに興味あるんだ」などと言われたり、さらに一般の女性からも男性からも、バッシングを受けた。そして本を出版するにあたって彼女は、「そう、私はこのことに興味がある。問題視している。だから、声を上げる覚悟を決めた」と記述している。

　私自身もこの本を書くにあたって覚悟しなければならないと、つくづく思う。恐ろしいことだし、足がすくむ。

　私は、あまりにもあさはかで、20 年以上も経ってやっと気づいたことがある。私自身の大学入試二次試験の面接試験である。3 人の受験生 1 組の面接であり、私の組では男子学生 2 人、私だけが女子学生だった。面接官が私にだけ、ある質問をした。

「あなたは女性だけど、結婚したら医者業はどうするんですか？」

　まだ 19 歳だった。こんなことで試験に落とされたらたまったもんじゃない、と思い、私は即答した。
「結婚はしません。子どもも産みません」

　今考えると、なんという嫌な質問だろう。それにもまして、なんという稚拙な 19 歳の私の答えだろう。しかし、私は合格し、この大学は今となっては私の母校である。そして卒業生がそれを覚えていて、今このような本を執筆しているとは、皮肉なものだ。私は、舌の根が乾ききらない最終学年（6 年）の時点で同級生と学生結婚し、研修医 1 年目と 4 年目で出産に至った。同級生の中で、結婚も出産も一番早かった。なんという大ウソつきだろう。しかし今思うに、1996 年この公立大学の医学部面接試験に

おいて、すべての女子受験生にこの質問をしていたのだろう。その当時、このような質問をすること自体、医学部教授集団（団塊の世代）の誰一人として疑問を抱かなかったということだ。仮に私が「非常に賢い」女子学生だったとして「それは、ジェンダー・ステレオタイプからくる質問ですので、医学部の二次試験問題として女子受験生だけに質問するべきものではないです」と、答えられただろうか。19歳の「子ども」では、大人社会に屈するような答えしか、返せなかったのではないか。

　果たして、20年以上経った今でも、この質問がおかしいと感じる医師は男女ともにどれぐらいいるのだろうか。2018年まで、医学部の女子受験生への減点が多くの大学で行われていた事実と、ある程度「必要悪だ」と受け止めた医師社会全体の状況を考えると、今も状況は何も変わっていない。

　2019年4月、東京大学入学式で祝辞を述べた、社会学研究で活躍を続けてこられた上野千鶴子氏が、この祝辞の内容で、多くのメディアに取り上げられた[2]。彼女は、研究者である。自身が研究し続け、言い続けてきたことを、簡潔にまとめて誰でも理解できる言葉にかみ砕いた。だから一般人が理解できた。一般人にも届いた結果が、その後のメディアの反応である。反応には、バッシングのようなものもあったが、もちろん彼女は動じなかった。それが本来の目的だっただろうし、東京大学が彼女にスピーチを依頼した目的だっただろうし、その目的が達せられたことを、本人も大学も、確認できたからだと思う。東京大学のホームページには祝辞の内容が今も掲載されており、誰でも読むことができる。その前年に複数の大学で発覚した医学部入試における女子受験生に対する減点問題を背景に、今必要な社会的議論を巻き起こすことが、日本をリードする大学の姿勢だ、という意思を示している、と私は捉えた。

　当の私たちが動かないでどうする。

　心の準備はできた。

　バッシングにあったら、こう言おう。

「読んでくれたんだ、ありがとう」

引用・参考文献

1）シェリル・サンドバーグ．LEAN IN（リーン・イン）：女性、仕事、リーダーへの意欲．村井章子訳．東京，日本経済新聞出版社，2013，304p.
2）上野千鶴子．平成31年度東京大学学部入学式　祝辞.
https://www.u-tokyo.ac.jp/ja/about/president/b_message31_03.html

あとがき

　2018年12月、産休に入る直前、仕事や育児について相談したくて、赤嶺陽子先生にお会いした。そのとき、ずっとモヤモヤしていた疑問「女性医師が子持ちと子なしでわかり合えないのはなぜか」をぶつけてみた。「それは組織や上司のせいだよ」とあっさり言われ、すごく腑に落ちたのを覚えている。その後、松井智子先生の論文（コラム「女性医師間の深い溝（ギャップ）とは」参照）に出会い、このモヤモヤが解きほぐされていく気がした。そして自分に何ができるのかを考えていたときに、赤嶺先生からこの本の執筆協力の話をいただいたのだった。コラムのテーマは自由に決めさせてもらったので、医師としても女性としても自信が持てず、苦しんでいた過去の自分に読ませたかったことを書こうと思った。

　「女性医師」と一括りにされがちだが、抱えている事情は一人ひとり違う。お互いに共感できないことがあるのは当たり前だ。男性同士でわかり合えないことがあるのと同じである。それでも、私たちは一つのチームでありたい。まるでサッカーのポジションのようだなと思う（私はサッカーファンなので）。例えば、フォワードとキーパーの役割は全く異なるが、チームとしての目標のためにそれぞれ違うやり方で貢献している。私たちは一人ひとり違う生き方をしながら、女性医師全体の利益のために貢献できる。だから私は「あなたは私とは違う人生を生きているけれど、応援してるよ！」と言いたい。

　お忙しい中快く取材に協力してくださった浜松医科大学の松井智子先生、「女医コン」主催者の薬師寺忠幸先生に感謝申し上げます。

　2020年2月

　　　　　　　　　　　　　　　　　　　　　　　　　　浅川麻里

著者紹介

◆著者

赤嶺 陽子（あかみね ようこ）

1995 年	大阪府立生野高等学校 卒業
2002 年	大阪市立大学医学部 卒業
2002 〜 2008 年	沖縄県内小児科 勤務
2008 〜 2013 年	長野県立こども病院 小児集中治療科
2013 〜 2018 年	長野県立病院機構本部研修センター 副センター長
2014 〜 2015 年	ハワイ大学医学部 SimTiki シミュレーションセンター 客員研究員
2015 年〜現在	ハワイ大学医学部 SimTiki シミュレーションセンター 非常勤助教
2014 年〜現在	岐阜大学大学院医学系研究科博士課程 医学教育学専攻
2018 年〜現在	大阪市立総合医療センター 小児集中治療部 医長

専門分野：小児科、小児集中治療、医学教育、シミュレーション教育
趣味：クラフトビール、旅行、フィギュアスケート鑑賞
座右の銘：答えはその人の中にある

◆執筆協力

浅川 麻里（あさかわ まり）

1997 年　　　　大阪府立生野高等学校 卒業
2003 年　　　　和歌山県立医科大学医学部 卒業
2003 ～ 2005 年　市立堺病院（現 堺市立総合医療センター）
　　　　　　　　初期研修、内科後期研修
2005 ～ 2008 年　地域医療振興協会
　　　　　　　　家庭医療専門医プログラム
2009 ～ 2012 年　市立福知山市民病院 総合内科／救急室 副医長
2012 ～ 2016 年　市立奈良病院 総合診療科
2016 年～現在　　堺市立総合医療センター 総合内科 医長
2016 年～現在　　岐阜大学大学院医学系研究科博士課程 医学教育学専攻

専門分野：家庭医療、総合診療、医学教育
趣味：ピアノ、サッカー観戦
座右の銘：うまく生きるより、思い切り生きよう

女性医師の意欲とキャリアと
リーダーシップ
－自分自身を乗り越えると、もっと楽しい

2020年4月5日発行　第1版第1刷

著　者　赤嶺　陽子

発行者　長谷川　素美

発行所　株式会社メディカ出版
　　　　〒532-8588
　　　　大阪市淀川区宮原3－4－30
　　　　ニッセイ新大阪ビル16F
　　　　https://www.medica.co.jp/

編集担当　木村有希子

装　　幀　RoughDesign 高畠なぎさ

イラスト　浜野史子

印刷・製本　株式会社NPCコーポレーション

ISBN978-4-8404-7226-5　　　Printed and bound in Japan

当社出版物に関する各種お問い合わせ先（受付時間：平日9：00～17：00）
●編集内容については、編集局 06-6398-5048
●ご注文・不良品（乱丁・落丁）については、お客様センター 0120-276-591
●付属のCD-ROM、DVD、ダウンロードの動作不具合などについては、
　　　　　　　　　　　　　　　デジタル助っ人サービス 0120-276-592